NORA WUNDERWALD
LEA SOPHIE GRÜNZINGER

on & off

Für einen bewussten Umgang
mit Social Media

NORA WUNDERWALD
LEA SOPHIE GRÜNZINGER

on & off

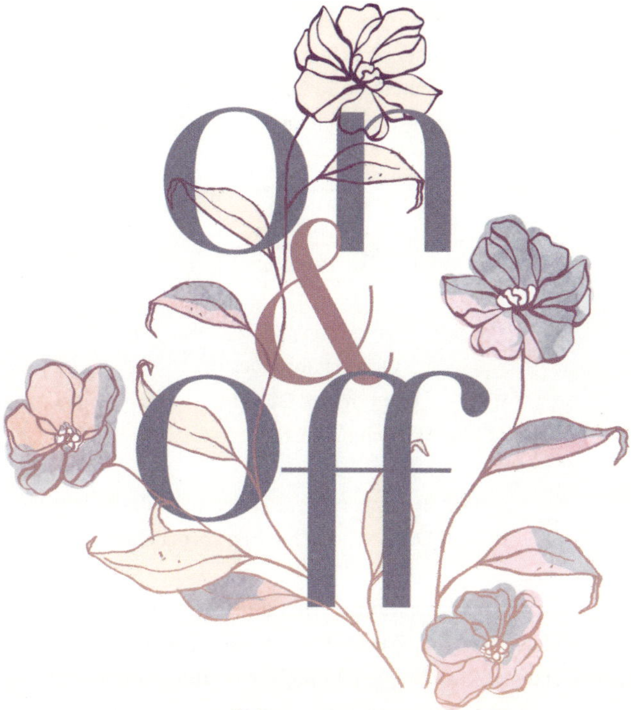

Für einen bewussten Umgang mit Social Media

LYX

LYX in der Bastei Lübbe AG

Die Bastei Lübbe AG verfolgt eine nachhaltige Buchproduktion. Wir verwenden Papiere aus nachhaltiger Forstwirtschaft und verzichten darauf, Bücher einzeln in Folie zu verpacken. Wir stellen unsere Bücher in Deutschland und Europa (EU) her und arbeiten mit den Druckereien kontinuierlich an einer positiven Ökobilanz.

MIX
Papier | Fördert gute Waldnutzung
FSC® C109273
FSC www.fsc.org

Originalausgabe:

Textredaktion: Carina Rogaschewski
Umschlaggestaltung: © Jeannine Schmelzer, Bastei Lübbe AG, und © Guter Punkt, München, unter Verwendung von Motiven von Shutterstock © wanpatsorn, © Madiwaso, © Norrapat Thepnarin
Satz: two-up, Düsseldorf
Gesetzt aus der Warnock
Druck und Verarbeitung: Druk-Intro S.A.

Printed in Poland
ISBN 978-3-7363-2079-6

1 3 5 7 6 4 2

Weitere Informationen unter:
lyx-verlag.de
luebbe.de | lesejury.de

Nora:
Für Lea & alle, die ich dank Social Media kennengelernt habe.

Lea:
Für Nora, meine kleine Schwester Merle und die Menschen, die zwischen den Zeilen geliebt sind.

Liebe Leser:innen,

dieses Buch enthält potenziell triggernde Inhalte.
Deshalb findet ihr auf Seite 284 eine Triggerwarnung.

Wir wünschen uns für euch alle das
bestmögliche Leseerlebnis.

Nora, Lea &
euer LYX-Verlag

Inhalt

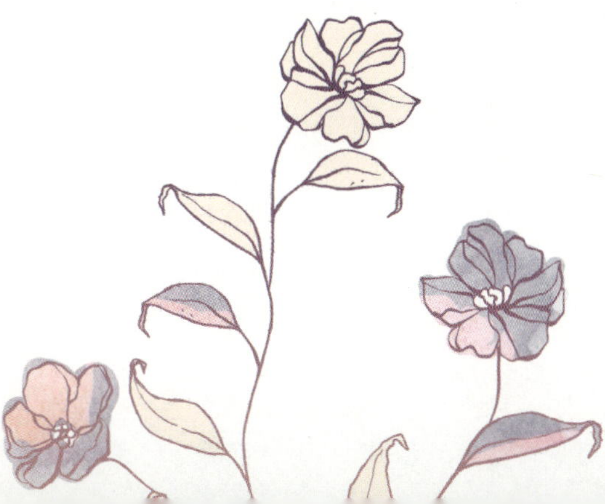

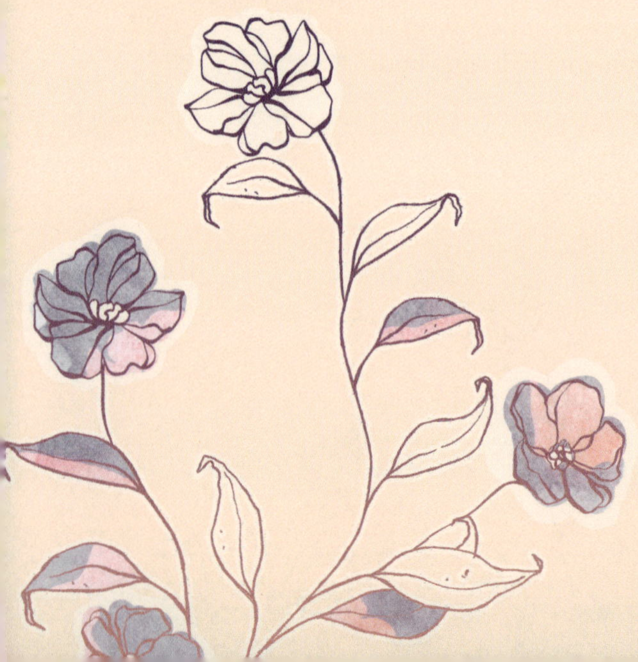

Vorwort

WIEDER LEUCHTET mein Handy auf, um mich wissen zu lassen, dass du an mich denkst. Du ziehst mich in deinen Bann, ich versinke in deinen Tiefen. Gleichzeitig habe ich schon lange das Gefühl, dass unsere Beziehung mir nicht guttut, dass du toxisch für mich bist. In Nächten wie der heutigen versprichst du mir ein Stimmungshoch, lässt mich dann aber traurig und allein im Bett zurück. Du manipulierst mich, bist unberechenbar und vermittelst mir oft den Eindruck, dass ich nicht gut genug bin. Deinetwegen lasse ich meine Aufgaben links liegen, meine To-do-Listen werden immer länger, und Nachrichten von Freund:innen bleiben unbeantwortet. Du isolierst mich von meiner Außenwelt, beanspruchst meine ganze Energie. Doch immer wenn ich dich schon fast aufgegeben habe, umschließt du mich mit deiner rastlosen Art, versicherst mir, ein Teil von dir zu sein, und schenkst mir Geborgenheit und Inspiration, motivierst mich. Du kannst mich lesen wie niemand sonst. Deswegen fällt es mir schwer, dich loszulassen – selbst wenn ich weiß, dass du gerade nicht gut für mich bist. Ich gebe und gebe und habe das Gefühl, dass kaum noch etwas von mir übrig bleibt. Ich verliere mich in dir. Und deswegen brauche ich erst einmal eine Pause. Ich glaube, ich muss erst einmal wieder zu mir selbst finden. Ohne dich, Social Media.

Wir sind das, was man als »Digital Natives« bezeichnet. Nicht nur wir sind mit dem Internet aufgewachsen, sondern das Internet ist parallel dazu mit uns groß geworden. Wir sind die letzte Generation, die noch eine Zeit ohne ständige Erreichbarkeit kennt, aber gleichzeitig die Geburtsstunde der sozialen Medien hautnah miterlebt hat. Als Steve Jobs das erste iPhone vorstellte, waren wir – Nora und Lea – beide neun Jahre alt. Schnell waren wir gebannt von dem farbenfrohen Schimmern, den Abertausend Möglichkeiten. Rund um die Uhr konnten wir uns plötzlich mit den Menschen in unserem Umfeld und auf der ganzen Welt vernetzen. Die Funktionen waren intuitiv, die Plattformen fesselnd. Doch eigentlich wussten wir gar nichts.

Naiv versuchten wir, auf den ungestümen Wellen des Internets zu surfen, doch wir wurden immer wieder von unberechenbaren Strömungen unter Wasser gezogen. Weder unsere Eltern noch unsere Lehrer:innen kannten die neuen Welten, die bald zu unserem zweiten Zuhause wurden. Dabei veränderte sich so viel. Berührungen wurden zum digitalen Anstupsen, Gestik und Mimik zu Emojis, gesprochene Sprache zum geschriebenen Wort und Komplimente schlicht zum Gefällt-mir-Button. Wir kreierten, teilten und konsumierten Inhalte nonstop. Teilweise 3/7, 5/7 oder 11/7, also drei, fünf oder elf Stunden an jedem einzelnen Tag der Woche. Es gab kaum einen Wunsch, den uns die sozialen Medien unerfüllt ließen – sei es die Suche nach Unterhaltung, Wissen, Inspiration, sexueller Aufklärung, Zugehörigkeit oder Liebe.

Doch es gab auch Schattenseiten des Internets, die ganz still und heimlich unsere mentale Gesundheit, Privatsphäre und unser Verhalten in der Offline-Welt beeinträchtigten. Studien belegen, dass mit der steigenden Social-Media-Nutzung auch das Risiko, an einer Depression zu erkranken, zunimmt. Wir vergleichen uns untereinander, werden mit Hassnachrichten und ungewollten Dickpics konfrontiert und werden abhängig von dem Rausch von Glücksgefühlen, in den uns die sozialen Medien versetzen.

Das alles haben wir am eigenen Leib erfahren. Heute, rückblickend auf unsere Jahre als Heranwachsende zwischen bearbeiteten Selfies und personalisierter Werbung, werden wir uns erst über das Ausmaß des Einflusses der sozialen Medien auf unser beider Leben bewusst. Und so entstand der gemeinsame Wunsch, den jetzigen und nachfolgenden Generationen eine bessere Zeit mit und ohne Social Media zu ermöglichen. Unser Ansatz: **ein bewusster Konsum**. Darunter verstehen wir den selbstbestimmten Gebrauch von Social Media, der aufgeklärt, zielgerichtet und – im besten Fall – bereichernd ist.

Wir beide sind das beste Beispiel dafür, dass das Internet und die sozialen Medien ein Werkzeug sein können, das verbindet. 2020 haben wir uns über YouTube kennengelernt – dort sprach Nora in einem ihrer Videos die Idee aus, einen Social-Media-Führerschein zu entwickeln. Lea, die sich gerade selbst intensiv mit ihrem eigenen Nutzungsverhalten beschäftigte, entdeckte das Video und nahm direkt Kontakt zu Nora auf. Es folgte ein gemeinsames Brainstorming, wir begeisterten weitere Menschen von unserer Vision und gründeten schließlich unseren Verein: den BewusstSchein e.V.

Zusammen mit unserem Team entwickelten wir das Konzept eines Führerscheins, mithilfe dessen wir Kindern und Jugendlichen die Anleitung für die sozialen Medien bieten wollen, die wir uns früher gewünscht hätten. Und auch hier bieten uns die digitalen Medien bis heute die Möglichkeit, unsere Vereinsmitglieder, die quer verteilt in Deutschland und Österreich agieren, zu vernetzen. Wir beide arbeiten fast ausschließlich virtuell zusammen, was uns zeitlich und räumlich unabhängig macht und wir nicht missen möchten – und stets mit unserer Vision im Hinterkopf: **Wir möchten den Umgang mit Social Media grundlegend verändern.** In unseren Workshops an Schulen und anderen Bildungsinstituten sensibilisieren wir Kinder und Jugendliche für die damit einhergehenden Gefahren, beleuchten aber auch zeitgleich die Chancen der Onlinewelt. Es ist wie bei so vielen Dingen: Die sozialen Medien sind Fluch und Segen zugleich.

Und da unser Ziel zwar bei der heranwachsenden Generation anfängt, aber dort längst nicht aufhört, möchten wir junge und ältere Menschen – insbesondere fernab der Bildungsinstitutionen – erreichen. Denn wir alle können von einem bewussten Umgang mit den sozialen Medien profitieren. Deswegen widmen wir euch dieses Buch.

Eine Anmerkung vorweg: Trotz intensiver Recherche und Auseinandersetzung mit dem Thema haben wir nicht das *eine* Rezept oder die *eine* Lösung für all die Probleme gefunden, die sich auf den sozialen Plattformen wiederfinden. So individuell unsere Nutzung von Social Media ist, so individuell ist auch der Prozess hin zu einem bewussten Konsum. Doch wir hoffen, dass dieses Buch ein Anreiz ist, sich mit all diesen Themen auseinanderzusetzen und das eigene Verhalten zu reflektieren. Viele von euch werden sich in unseren Geschichten und Anekdoten, in unseren Herangehensweisen und Veränderungsvorschlägen wiederfinden. Beim Lesen wird euch an einigen Stellen vermutlich auffallen, wie abwegig manche unserer Angewohnheiten rund um Social Media eigentlich sind – oft wird man sich zwischen darüber schmunzeln und sich dafür schämen nicht entscheiden können. Dabei legen wir unsere gebündelten Erfahrungen und Erkenntnisse aus über fünfzehn Jahren Social-Media-Nutzung, einer Vielzahl an Studien und aus unseren BewusstSchein-Workshops auf den Tisch.

Die Besonderheit bei uns als Autorinnenduo ist, dass sich auch unsere eigenen Erfahrungen mit und Meinungen zu den sozialen Medien an der einen oder anderen Stelle unterscheiden. Lea ist eher kritisch gegenüber den Auswirkungen der Plattformen auf die Gesellschaft, Demokratie und persönliche Entwicklung eingestellt und beleuchtet ihre Tücken und eingebauten Fallen genauer. Nora als kreative Content-Creatorin und mehr oder weniger glückliche Social-Media-Nutzerin weiß, dass sie jenen Netzwerken einen großen Teil ihres bisherigen Lebensglücks zu verdanken hat, und regt dazu an, den bestmöglichen Nutzen aus dem digitalen Angebot zu ziehen.

In einem Punkt sind wir uns dennoch einig: Soziale Medien sind nicht per se gut oder schlecht – als **technologisches Werkzeug** sind sie vielmehr neutral. So kommt es immer darauf an, wie ihr sie individuell verwendet und was euch wichtig ist, ob sie euch letztendlich Schaden oder Freude bringen.

Am Ende des Buches hoffen wir, Ordnung in das Chaos gebracht und einen Gesamtüberblick über die wichtigsten Social-Media-Themen geschaffen zu haben: Selbstdarstellung, Alleinsein, mentale Gesundheit, Abhängigkeit, Freundschaft, Liebe, Sex, Hate & die Zukunft von Social Media. Das alles und mehr beleuchten wir aus einem sehr (!) persönlichen Blickwinkel und helfen euch, trotz komplizierter Datenschutzerklärungen, manipulierender Algorithmen und geschönter Werbeanzeigen den Durchblick zu behalten. Geschmückt mit Impulsen zum Nachdenken, Reflexionsübungen und konkreten Handlungsempfehlungen wollen wir euch damit ein Bewusstsein dafür vermitteln, wie ihr on- und offline handeln könnt, ohne dabei euer Wohlbefinden und eure mentale wie körperliche Gesundheit zu gefährden.

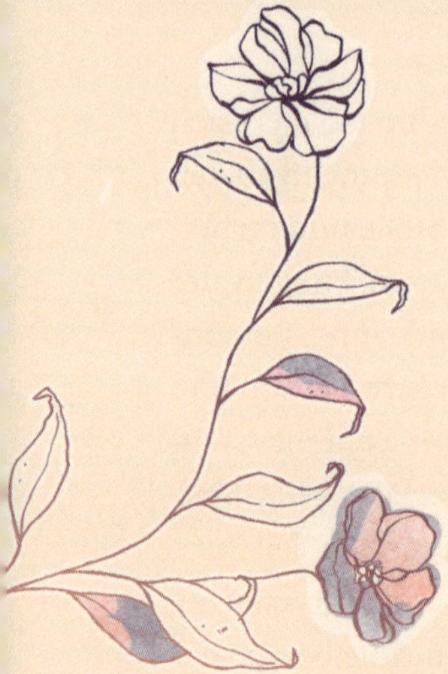

I. Unsere Social-Media-Profile

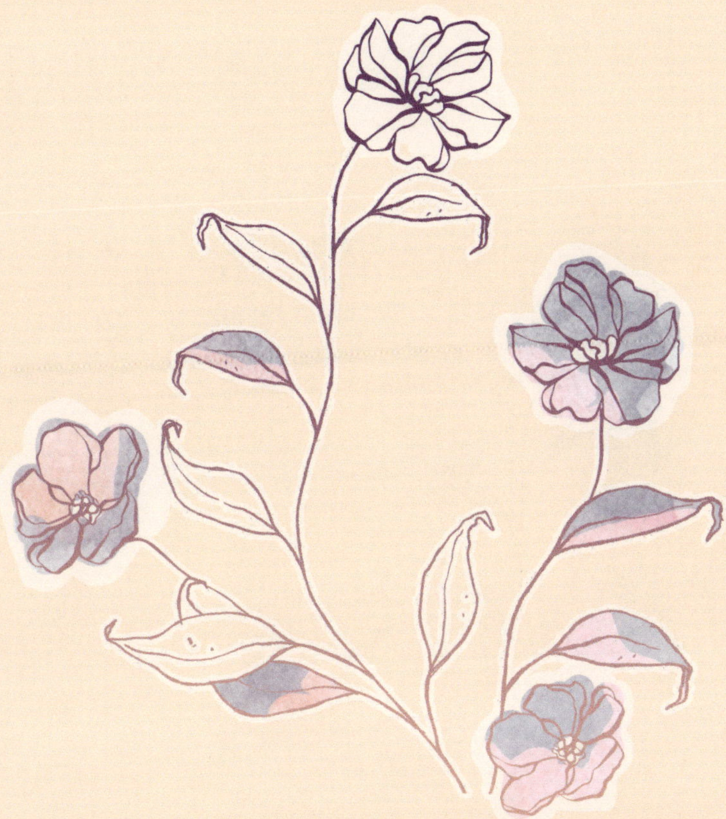

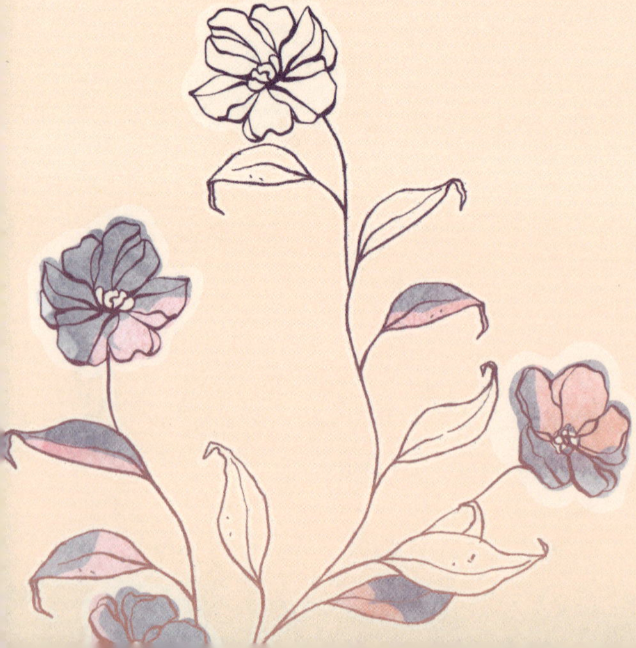

Meine On-Off-Beziehung mit Social Media | Lea

IN DEN UMFRAGEN meiner Abizeitung wurde ich von meiner Jahrgangsstufe an die Spitze der Kategorie »Handysuchti« gewählt. Heute würde ich es vermutlich nicht einmal mehr in die Top 50 schaffen. Doch früher war ich jemand anderes.

Es war 2012 und mein 14-jähriges Ich schlurfte durch den Flur einer neuen Schule. Nach der Scheidung meiner Eltern beschloss meine Mutter, gemeinsam mit ihrem neuen Mann und deren Kindern von der Großstadt aufs Land zu ziehen, und ich musste mit. Aus hohen Betonklötzen und kreischenden Straßenbahnen wurden geordnete Einfamilienhäuser und Stille – so viel Stille, dass ich sie kaum ertragen konnte. Ich betrat eine Klasse, in der sich alle schon seit dem Kindergarten kannten. Neugierige Blicke durchbohrten mich wie Giftpfeile, und ich hätte am liebsten die Klassenzimmertür hinter mir zugeknallt und wäre gerannt. Zurück zu meiner alten Schule, zurück zu meinen Freund:innen, zu meiner Stadt – zu meiner Heimat. Nach Schulschluss trottete ich nach Hause und wurde, sobald ich die Tür öffnete, von Vorwürfen, Erwartungen und der Angriffslust meiner Mutter erwartet. Ich war nicht die Tochter, die sie sich gewünscht hatte. Wie ein ausgefranstes Puzzleteil, das nicht mehr in das neue Lebensbild ihres Familienglücks passte, blieb ich fortan als Überbleibsel einer längst vergangenen Illusion zurück.

Der einzige Lichtblick zu der Zeit leuchtete hellblau und

passte in meine Hosentasche. Sobald ich das Smartphone in meiner Hand hielt, trat ich durch ein Portal in ein vertrautes Universum und ließ all das Übel der Offline-Welt hinter mir. Vor allem Tumblr war mein Geheimversteck, wohin ich mich zurückzog, um mich mit all meinen Zweifeln und Gedanken sicher und verstanden zu fühlen. YouTube und Instagram waren meine Musen, die mich dazu inspirierten, meine Kreativität zu entfalten. Und dann gab es noch Facebook und WhatsApp, mit deren Hilfe ich versuchte, den Kontakt zu alten Freund:innen aufrechtzuerhalten und weiter ein Teil ihres Kosmos zu bleiben. Wenn ich heute auf die Zeit zurückblicke, realisiere ich, dass mich die unzähligen Stunden auf Social Media gerettet haben. Ich konnte in meinen sicheren Hafen flüchten, wenn mich das Chaos um mich herum zu verschlingen drohte.

Vier Jahre später sank ich Tausende Kilometer entfernt in warmen Sand, den ich gedankenverloren durch meine Hände rieseln ließ. Das Meeresrauschen versprach mir die Klarheit des Wassers, das neben mir in regelmäßigen Abständen an das Ufer schlug und alles Alte verwischte. Meine Auszeit zwischen Abitur und Studium in Kuba schenkte mir nicht nur eine lang herbeigesehnte Ruhe, sondern zudem eine Reise in ein früheres Zeitalter. Das Internet war hier ein Privileg, denn die autoritäre Regierung fürchtete die Macht des ungehinderten Zugangs der Bevölkerung zu Informationen. Viele Social-Media-Plattformen konnte ich während meines Aufenthalts gar nicht öffnen, einige Inhalte waren beschränkt, und die Kommunikationswege wurden vom Staat überwacht. Überhaupt eine funktionierende Internetverbindung zu erhalten stellte mich vor einige Herausforderungen, da kaum eine Unterkunft einen privaten Internetanschluss hatte.

Vereinzelt fanden sich kostenpflichtige WLAN-Hotspots an öffentlichen Plätzen, an denen mir eine eigenartige Ruhe entgegenschlug. Mit leicht zusammengekniffenen Augen, gekrümmtem Rücken und gesenktem Blick tippte eine Menschentraube versessen auf ihren Tablets, Smartphones oder Laptops. In ihrer Synchronität verschwammen sie ineinander, wurden eins und waren doch meilenweit voneinander entfernt. Doch dieser Anblick blieb eine Rarität, eine Absurdität innerhalb einer Welt, die größtenteils offline lebte. Was sich am Anfang fremd für mich anfühlte, wurde ebenso normal wie das schwüle Wetter, die starken Regenfälle und der Donner, der abends bedrohlich über der Stadt grollte. Zum ersten Mal seit Langem wurde mir bewusst, wie es ist, ein Leben zu führen, in dem ich nicht jederzeit erreichbar war. Und das erzeugte bei mir ein unerwartetes Glücksgefühl.

Zwei Monate später war ich wieder in Deutschland und begann ein Jurastudium in einer neuen Stadt, rund fünf Zugstunden von meiner Vergangenheit entfernt. »Wie heißt du auf Instagram?« war eine der ersten Fragen, die mir die neue Kommilitonin stellte, der ich in einem kleinen Café gegenübersaß. Ich antwortete ihr und beobachte, wie sie durch meinen Feed scrollte, bedeutsame Momente meiner bisherigen Existenz nach einer halben Sekunde beiseite wischte und sie mit leeren Worten kommentierte. Sie verfestigte ihren ersten Eindruck von mir und übersah dabei, dass die dreißig Kacheln in meinem Feed nur ein Bild von dem zeichneten, was ich der Außenwelt präsentieren wollte. Sie sah eine humorvolle, nette, geliebte und unkomplizierte Person, die Leichtigkeit und Lebenslust ausstrahlte. Sie bräuchte nur einmal von ihrem Bildschirm aufzublicken, um zu sehen, wer ich wirklich war. Doch das tat sie nicht.

In einer Podcast-Aufnahme beschrieb die Künstlerin Nina Chuba den Moment, in dem man das letzte Mal mit Playmobil spielt. Von außen betrachtet stellte sie fest, dass sie eigentlich nur Plastikfiguren in einer Plastikwelt bewegte und sich dabei Geschichten ausdachte. Von einem Augenblick auf den anderen war das Spielerlebnis entzaubert, verlor an kindlicher Leichtigkeit und damit an Bedeutung. Diesen Moment erlebte ich kurz nach diesem Treffen im Café. Plötzlich hatte ich keine Lust mehr, an dem Social-Media-Spiel teilzunehmen. Ohnehin war alles online schon da gewesen, jeder meiner Gedanken schon gedacht, jede meiner Ideen schon verwirklicht und jedes meiner Bilder in irgendeiner Form schon zigmal gepostet worden. Eine Endlosschleife an monotonen Wiederholungen, die mir jegliche Hoffnung auf Veränderung raubte. Allerdings fehlte mir noch der Mut, die Sicherheit, die mir diese Welt in den letzten Jahren geboten hatte, komplett aufzugeben.

Als Beobachterin betrachtete ich somit dieses Spiel weiterhin mit einer gewissen Faszination und konsumierte Inhalte auf der Suche nach der Erfüllung, die sie mir einst gaben. Doch ich wurde immer abwesender, während all die lachenden Gesichter, perfekt angerichteten Smoothie-Bowls und Aperol-Spritz-Gläser an mir vorbeizogen. Die Storys wischte ich noch schneller durch – nicht weil sie mich so sehr interessierten, sondern weil es mich beruhigte, wenn sie, nachdem ich sie mir alle angesehen hatte, dunkelgrau in meinem Feed verblassten. Die Befriedigung hielt jedoch nur so lange an, bis ich in der nächsten Sekunde nach unten wischte, um mir neue Inhalte anzeigen zu lassen. Eine neue Story – anschauen – erledigt – und jetzt? Im **Entdecken-Modus** entdeckte ich eigentlich nichts, bis auf die Tatsache, dass ich mich schlecht fühlte. Es war einfach nicht mehr dasselbe, es hatte seinen Glanz verloren.

Mit Corona begann **2020** für mich – wie vermutlich für viele andere – eine neue Zeitrechnung. Es gab jetzt ein Davor und ein Danach. Es schien, als hätte sich die Welt davor wie ein Karussell gedreht, immer schneller, bis plötzlich die Mechanik versagte und sie abrupt zum Stillstand kam. Nachdem ich das erste bittere Gefühl in meiner Magengegend überwunden und mein Puls sich verlangsamt hatte, schmeckte ich fast Erleichterung. Nach dem Schock, der anfänglichen Verwirrtheit und der lähmenden Machtlosigkeit fand ich seit Langem endlich mal wieder die Ruhe, um nachzudenken. Was wollte ich eigentlich mit der unfreiwillig neu gewonnenen Zeit anfangen?

Das Paradoxe ist, dass mir in stressigen Zeiten immer zahlreiche Dinge einfallen, die ich gern ausprobieren und unternehmen würde. Sie strahlen in meiner Vorstellung wie weit entfernte Sterne, die ich nicht greifen kann. Da ist ein Film, der schon ewig auf meiner Watchlist steht, ein Buch, das in meiner Nachttischschublade verstaubt, und die eine Freundin, die auf meinen Rückruf wartet. Doch wenn plötzlich Zeit da ist, prasseln zahlreiche Sternschnuppen vom Horizont und ziehen mich hinab in eine dunkle Höhle aus Kraft- und Lustlosigkeit. Ich suche mir für gewöhnlich das mit dem geringsten Aufwand erreichbare Glücksgefühl, was meistens in direkter Greifnähe liegt: mein Handy.

Doch diesmal war es anders. Vielleicht lag es an meinen morgendlichen Yoga-Einheiten, vielleicht an dem Ausbruch aus meinem gewohnten Alltag oder einfach nur an dem Gefühl der Veränderung. Kurzerhand beschloss ich, meinen Instagram-Account zu löschen. Ich deinstallierte die YouTube-App von meinem iPad und schaltete mein Handy tagsüber aus. Und plötzlich funkelten wieder zahlreiche Sterne am Horizont, und sie waren zum Greifen nah. In diesem Moment war ich mir sicher: Die sozialen Medien waren der Gegner meines Lebensglücks, und ich hatte die entscheidende Partie gewonnen. Und dann lebte ich glücklich und zufrieden bis …

Heute. Es wäre schön, wenn es so leicht wäre. Ich müsste nur alle Social-Media-Plattformen von meinem Smartphone löschen, und schon würde das graue Leben in bunter Farbe erstrahlen. Für manche mag das funktionieren. Für mich führte meine radikale Social-Media-Abstinenz zwar zu mehr Produktivität, doch das versprochene Glück blieb aus. Ich erlebte zwar Erfolge, hatte jedoch kaum jemanden, mit dem ich sie hätte teilen können. Ich entfremdete mich von vielen Freund:innen, weil ich nicht mehr regelmäßig ihre Nachrichten beantwortete, nicht immer an mein klingelndes Telefon ging, und wir uns nicht zwischendurch mit roten Herzen und lieben Kommentare zeigen konnten, wie gern wir uns doch haben.

Ich erkannte schließlich, dass mein Pendel die letzten Jahre immer zwischen Extremen hin- und herschwankte. Online, dann wieder offline, dann wieder on, off – on, off. Und da sich in Extremen selten das Glück finden lässt, probiere ich es jetzt mit der goldenen Mitte. Es gibt Tage, da bleibt mein Handy unangetastet auf meinem Bücherregal liegen, und ich widme meinen Fokus Dingen in der »realen Welt«. Dennoch verbiete ich es mir nicht, manche Abende damit zu verbringen, ein paar Stunden auf TikTok oder YouTube zu scrollen und zahlreiche inspirierende, lustige oder zum Nachdenken anregende Kurzvideos anzusehen. Der entscheidende Unterschied liegt darin, dass ich Social Media *bewusst* nutze. Das kann von Zeit zu Zeit anstrengend sein, denn es beinhaltet den andauernden Prozess, mich mit mir selbst, meinen Gewohnheiten und Bedürfnissen auseinanderzusetzen. Doch es lohnt sich. Die sozialen Medien sind nicht mehr mein Gegner, sondern sind ein Spielpartner auf Augenhöhe geworden. Welche Regeln, taktischen Züge und Strategien mir dabei helfen, das Social-Media-Spielfeld zu beherrschen, möchte ich nun mit euch in diesem Buch teilen.

Digital Na(t)ive | Nora

ICH HABE NACH längerer Zeit mal wieder ein Bild auf Instagram gepostet. Und ich merke direkt, wie es mein Verhalten verändert. Ich will wissen, wer es gelikt hat, ob es neue Kommentare gibt und ob die richtigen Leute die versteckte Message dahinter verstehen. Mein eigenes Verhalten erkenne ich nur, weil ich inzwischen gut darin bin, *bewusst* auf Instagram unterwegs zu sein. Und das bedeutet für mich, dass ich nur noch selten für ein paar Minuten in die Welt der Influencer:innen, Künstler:innen und Stars eintauche. Das reicht mir vollkommen. Und wenn ich das tue, dann sind es eigentlich nur drei Personen, die mich interessieren. Doch beim Posten eines Fotos sind mir plötzlich Menschen wichtig, die ich nicht einmal kenne. Sie sollen mein Bild liken! Auch wenn es mich ärgert, dass diese Gefühle noch immer in mir aufkommen, so sind sie doch nicht mehr so stark wie früher. Inzwischen erkenne ich schnell, dass das ein selbstzerstörerisches Verhalten ist und mir den Spaß an der Kreativität, ein Posting zu entwickeln, nimmt.

Und das waren soziale Medien eigentlich für mich: Orte, an denen ich mein Selbst auf eine kreative Art und Weise nach außen tragen konnte. Denn mit zwölf, dreizehn Jahren – so empfand ich es – hörte mir niemand im »real life« zu. Das Internet allerdings schon. Also teilte ich mein Innerstes mit der Welt, behandelte Plattformen wie YouTube, Tumblr, Facebook, Twitter und Instagram wie mein Tagebuch. Das Internet gab mir Halt. Es gab mir eine Bestimmung, auch wenn das kitschig klingen mag. Ich habe damals meine Liebe zum Schreiben entdeckt und meinen Wunsch, Menschen etwas Bedeutungsvolles, Inspirierendes mitzugeben. Sei es zum Nachdenken, Nachmachen oder Nachschauen. Ich schätzte ihre Antworten, die Konversationen und die Freundschaften, die dadurch entstanden. Mochte die Aussicht, dass das vielleicht irgendwann ein Beruf werden könnte – denn: die Abozahlen stiegen.

Ich erhielt mein erstes Geld durch Werbung, zwar nur siebzig Euro für zwanzig Stunden Arbeit, aber hey! *Bis ich achtzehn bin, kann ich vielleicht davon leben,* dachte ich. Dann war ich achtzehn und fing an zu studieren. *Wenn das Studium vorbei ist, kann ich vielleicht davon leben.* Ich kooperierte mit vielen Marken, die ich mochte und die zu meinen Inhalten passten: Nachhaltigkeit, Tabuthemen wie Essstörungen, Depressionen oder die Periode (damals, 2017, war es noch nicht üblich, darüber zu sprechen), Lifestyle. Es machte mir einfach Spaß, zu erzählen und meine teilweise (sehr) privaten Erfahrungen zu teilen – das Geld war und ist dabei immer zweitrangig geblieben.

Mittlerweile will ich keine Werbemaschine mehr sein. Wenn ich mir Inhalte von anderen anschaue, überspringe ich die Minuten, in denen sie etwas bewerben, immer. Werbung bleibt nun mal Werbung, das habe ich erkannt. Und du merkst, wenn jemand etwas wirklich vertritt. Deswegen habe ich viele Kooperationen aufgegeben und nutze Social Media wieder vermehrt als Tagebuch. Für mich ist der Begriff »Influencer:in« einer, der die (positive) Beeinflussung durch das Ansprechen von wichtigen Themen mit einschließt. Meinem Verständnis nach ist jeder Mensch Influencer:in und hat einen Einfluss auf andere. Damit können wir eine Menge Gutes bewirken – und die sozialen Medien können eine Bühne dafür sein. Ihr seht: Meine Social-Media-Geschichte hat zwei Seiten. Die der Konsumentin und die der Produzentin.

Aber mal ganz zum Anfang: Ich fing sehr früh an, mich für Computer zu interessieren – oder besser für das, was man mit ihnen machen kann. In meinem Fall: Games spielen. Meine erste Berührung damit war das sogenannte Extra einer Pferdezeitschrift *Abenteuer auf dem Reiterhof 1.* Enttäuscht war ich, als die CD keine Musik abspielte. Bis mein Bruder mir erklärte, dass das eine CD-ROM sei, also ein Computerspiel. Nach einer Runde betteln ließ er mich an seinen PC. Das war, man kann es sich heute nicht mehr vorstellen, eine riesengroße Kiste. Dort saß ich kleine Sechsjährige und bewegte mithilfe der Pfeiltasten Pferde und Menschen von A nach B. Eine Obsession war geboren. Die Liebe für virtuelle Welten, die mich abtauchen ließen. Für Stunden!

Doch das war nur der erste Streich. Mein Bruder installierte auch die weiteren *Abenteuer auf dem Reiterhof*-Spiele für mich und ließ mich an seinen PC, wenn er nicht da war. Ich kam in sein leeres Zimmer, und der Startbildschirm des Spiels stand schon bereit. Irgendwann kam dann das Lebenssimulations-Spiel *Die Sims 2* dazu. *Sims* nahm mich vollkommen ein. Ich lebte in den virtuellen Ortschaften, hegte und pflegte meine Familien. Ich vergaß alles um mich herum und war für Stunden einfach nur glücklich. Das sah auch meine Mama – und ließ mich deshalb einfach machen. Am wichtigsten war für mich der Aspekt des gedanklichen Abschaltens. Ich blendete meinen Alltag, meine Sorgen und meine Langeweile aus. Und nach dem Spielen war ich in Gedanken nur damit beschäftigt, wie es wohl beim nächsten Mal mit meiner Sims-Familie weitergehen würde.

Das ist genau derselbe Effekt, den heute die sozialen Medien auf mich haben. Ich verschwinde in den Zauberwelten der nicht realen Welt, in der die Härte des Alltags wie weggewischt wirkt – und ich liebe die Haptik von technischen Geräten. Ich verstehe sie, ich fühle mich wohl im Umgang mit ihnen. Computer und Smartphones sind ein Wunder für mich, es ist unglaublich, was sie uns alles ermöglichen. Sicher ist an vielen Stellen Vorsicht geboten, und einiges davon werden wir in diesem Buch ansprechen, aber ich finde, das digitale Zeitalter hat uns den Zugang zu unfassbaren Dingen eröffnet. Wir sollten sie nutzen, um unser aller Leben ein Stück besser zu machen – aber niemals zulassen, dass sie es verschlechtern.

Doch leider habe ich genau das im letzten Sommer festgestellt: Meine Freizeitgestaltung bestand nur noch aus Scrollen. TikTok hatte es geschafft, mich vollständig einzunehmen. Und selbst wenn ich mich – nach Stunden – von der App losreißen konnte, schaute ich meistens fern und war nebenbei auf Instagram unterwegs. Irgendwann rechnete ich mir aus, wie viele Stunden am Tag ich vor Bildschirmen verbrachte. Durch meinen Hauptberuf in einer PR-Agentur (sehr viele E-Mails!), mein Ehrenamt bei BewusstSchein (sehr viele Onlinemeetings!) und meine Tätigkeit als YouTuberin (sehr viel Videofilmen, Videoschneiden & Videokommentare beantworten!) allein waren das ungefähr neun Stunden am Tag. Durch meinen Social-Media- und Fernsehkonsum in meiner Freizeit kamen zusätzlich vier bis fünf Stunden dazu. Als ich all das zusammenzählte, kam ich auf insgesamt dreizehn Stunden. Das ist mehr als die Hälfte meines Tages – und damit meines Lebens!!! Weitere acht Stunden schlafe ich. Es blieb also nicht mehr viel von meinem Tag übrig – eine Erkenntnis, die mich wie ein Schlag traf.

So ein Leben wollte ich nicht mehr führen – gibt es doch viel zu viele andere Beschäftigungen, denen ich liebend gern mehr Zeit und Beachtung schenken würde: ins Ballett gehen, selbst Ballett tanzen, lesen, kochen, Yoga machen, mich mit Freund:innen treffen … Schließlich startete ich wenige Zeit nach dieser Erkenntnis ein Social-Media-Detox.

Info

Ein Detox ist eine Art »Entgiftungskur«. Vergleichbar mit dem Fasten nimmt man sich im Voraus meist einen bestimmten Zeitraum vor, in dem man bewusst auf etwas verzichten möchte. In diesem Zeitraum beobachtet man dann genau, wie sich Körper und Geist verändern, ob man die jeweilige Sache vermisst oder ob es einem ohne sie besser geht. Die Vorteile: Es werden neue, gesunde Gewohnheiten geschaffen, Prioritäten für die wichtigen Dinge gesetzt sowie Klarheit und Fokus geschärft.

Und siehe da: Mein Leben hat sich seitdem um 180 Grad gewendet. Ich habe mehr Zeit für andere Beschäftigungen, mehr Freund:innen und mehr Sinn in meinem Leben. Und ich habe erkannt, dass soziale Medien mich zwar geprägt haben, aber nicht weiterhin eine prägende Rolle in meinem Leben spielen müssen. Vielmehr sind sie von nun an ein Werkzeug, um meine Gegenwart und Zukunft so zu gestalten, wie ich sie mir erträume. Und mit diesem Buch wollen wir nun auch euch diesen Werkzeugkoffer in die Hand geben.

Social-Media-Plattformen: Mehr als nur ein Like-Button

EINE KETTE VON höchstens sechs Bekanntschaften verbindet uns mit jedem beliebigen Menschen auf der Welt – das ist die Theorie der **Six Degrees of Separation** von Stanley Milgram. Während der wissenschaftliche Versuch, diese Theorie zu beweisen, nicht überzeugte, bildete sie den Grundstein für das erste soziale Netzwerk – **SixDegrees.com**. Bereits im Jahr 1997 wies die Plattform die Funktionen auf, die auch heute noch auf vielen sozialen Netzwerken zu finden sind: Profile, digitale Freundschaften und ein Nachrichtenaustauschsystem.

Heutzutage gibt es Social-Media-Plattformen wie Sand am Meer, und bei den ursprünglichen Funktionen ist es längst nicht geblieben. Doch wie oft nimmt man sich die Zeit zu überlegen, für was man diese Apps nutzen will und welche Funktionen man *tatsächlich* nutzt? Wir wollen mit euch auf eine kleine Zeitreise zu den Anfängen der aus unserer Sicht relevantesten Plattformen gehen und ihre Funktionen betrachten. Dabei beschreiben wir vor allem, wie wir sie selbst verwenden, und unsere persönlichen Ansichten dazu. Dies ist ganz individuell – überlege doch auch einmal, welchen Nutzen die einzelnen sozialen Netzwerke für dich haben.

Falls du dich (noch) nicht zu den Social-Media-Expert:innen zählst, haben wir die gängigsten Funktionen und Begrifflichkeiten der Plattformen in einem Glossar ab Seite 273 zusammengestellt und dort näher erklärt.

Interessant: Wir haben die Plattformen nach ihrer Popularität sortiert. Je höher die Plattform in der Liste steht, desto größer ist die Anzahl der Nutzer:innen in Deutschland, die sie erreicht.

WhatsApp | Facebook Messenger | Telegram | iMessage
(Nutzung 2022: 88 Prozent)
sind eine kleine Auswahl der in Deutschland am häufigsten genutzten Messaging-Dienste. Gemeinsam haben sie alle, dass mit ihnen meist über Smartphone-Apps oder auf dem Desktop Nachrichten, Bilder, Videos, GIFs und Sprachnachrichten via **Chat** ausgetauscht werden. Darüber hinaus ermöglichen sie Sprach- und Videoanrufe. WhatsApp, das genau wie Facebook und Instagram Teil des Unternehmens **Meta** ist, bietet seit einigen Jahren zusätzlich eine Story-Funktion an.

LEA | Mittlerweile habe ich einen gesunden Umgang mit Messengerdiensten entwickelt, was eine Zeit lang nicht der Fall war. Die meisten Freund:innen schreiben mir über die Plattformen WhatsApp und Signal und wissen, dass ich dort meine Push-Benachrichtigungen ausgeschaltet habe und nur auf ihre Nachrichten reagiere, wenn es gerade für mich passt und ich mich danach fühle. Mit den fünf Personen, mit denen ich täglich in Kontakt stehe, schreibe ich auf iMessage und antworte da deutlich regelmäßiger. Wenn es etwas Dringendes ist, bin ich telefonisch zu erreichen.

NORA | Ich benutze eigentlich größtenteils WhatsApp, obwohl es nicht als der sicherste Messaging-Dienst gilt. Trotzdem sind die meisten meiner Kontakte dort, was praktisch ist. Es gab Zeiten, da hatte ich die Push-Benachrichtigungen von WhatsApp ausgeschaltet, da ich einfach zu viele Nachrichten erhalten habe. Und wenn es etwas Wichtiges wäre, könnte die Person mich ja auch jederzeit anrufen. Eigentlich halte ich das immer noch für eine sinnvolle Idee und werde es eventuell wieder einführen.

Facebook

(Nutzung 2022: 35 Prozent)
wurde im Jahr 2004 gegründet und galt lange Zeit als das größte und wichtigste soziale Netzwerk. Gerade bei jungen Menschen hat die Plattform mittlerweile an Popularität verloren, da Dienste wie Instagram und TikTok schnellebiger und trendiger sind. Bei Facebook findet man Profile von Privatpersonen, Unternehmen, Künstler:innen und anderen Organisationen sowie Gruppen. Hier spielt sich das meiste im persönlichen Feed ab, der gespickt mit Inhalten der jeweiligen Personen und Seiten ist, mit denen man befreundet ist oder denen man folgt. Nicht zu vergessen: Auf Facebook kann natürlich auch via Messenger gechattet werden.

LEA | Ich habe eigentlich nur noch ein Facebook-Profil, weil ich mich bei vielen anderen Apps vor längerer Zeit über den »Über Facebook anmelden«-Button dort registriert habe. Wenn ich also mein Facebook-Konto löschen würde, könnte ich mich nicht mehr auf einigen anderen Plattformen anmelden, z.B. auf meinem Spotify-Profil. Schlau gemacht, Zuckerberg.

NORA | Facebook erhält den Preis für die erste Social-Media-Plattform, auf der ich jemals einen Account hatte. Damals gab es schließlich noch nicht viele andere. Ich postete Statements und Bilder, folgte Disney-Stars und trieb mich in verschiedenen Gruppen herum. Auch der schlimmste

Chat meines Lebens fand auf dieser Plattform statt (später mehr dazu). Irgendwann wurde Facebook uncool und altbacken. Wer braucht es heute noch, wenn es Instagram und TikTok gibt? Warum ich trotzdem noch angemeldet bin? Für meine Arbeit und Projekte ist es mitunter wichtig, etwas ältere Zielgruppen zu erreichen – auch wenn Facebook oft totgesagt wird, ist es dafür durchaus noch wichtig. Und auch die Nutzungszahlen (siehe oben) zeigen, dass Facebook definitiv noch eine relevante Plattform ist.

Instagram

(Nutzung 2022: 31 Prozent)
wurde 2010 ins Leben gerufen und hat sich seitdem zu einer der beliebtesten Foto-Sharing-Plattformen weltweit entwickelt. Ursprünglich haben Nutzer:innen die App verwendet, um Fotos zu teilen und mit anderen über Likes und Kommentare zu interagieren. Mittlerweile hat Instagram deutlich mehr Funktionen: Storys, Reels, Livestreams, Direktnachrichten, die Entdecken-Seite, Hashtags, Shopping, Highlights, Filter und mehr sind in der App zu finden.

LEA | Instagram war einmal ein Fotoalbum, durch das ich blättern konnte, wenn ich Bilder von meinen liebsten Menschen anschauen wollte. Doch gerade diese sind mit den neuen Funktionen wie den Reels immer mehr in den Hintergrund gerückt, sodass die App mich immer wieder in eine Abhängigkeitsspirale gezogen hat, die meinen Blick aufs Wesentliche verzerrte. Deswegen benutze ich die App heute nicht mehr, auch wenn mir die kleinen Fotoschnipsel aus dem Leben meiner Freund:innen fehlen.

NORA | **Instagram ist für mich wie eine Person, die früher mal ein wichtiger Teil meines Lebens war, sich dann aber komplett in einer Identitätskrise verloren hat und seitdem nicht wiederzuerkennen ist. Mich stören daran gar nicht unbedingt die vielen neuen (und auch sehr unterhaltsamen) Funktionen von Instagram, sondern wie kommerzialisiert und geschönt alles geworden ist. Gefühlt allen geht es immer nur ums Sehen-und-gesehen-Werden auf dieser Plattform – und deshalb ist für mich die Authentizität verloren gegangen.**

YouTube

(rund 55 Prozent der in Deutschland lebenden Personen geben an, YouTube mindestens einmal pro Woche zu nutzen)
wurde 2005 gegründet und 2006 von dem Unternehmen Google übernommen. Es ist eine Videoplattform, die Nutzer:innen das Abspielen von kostenlosen Videoclips ermöglicht. Kostenlos, da vor den meisten Clips ein oder mehrere Werbespots laufen. Diese Videos können kommentiert, bewertet und geteilt werden. Außerdem können Kanäle von YouTube-Creator:innen abonniert werden – sie werden dann im eigenen Abo-Feed angezeigt. Auch hier gibt es eine Entdecken-Seite, die durch einen Algorithmus und aufwendige Trendforschung Inhalte vorschlägt, die einem gefallen könnten. Relativ neu: YouTube-Shorts, hochformatige Kurzvideos, die man doch von irgendwoher kennt …

LEA | **YouTube gefällt mir so gut, weil die Inhalte nicht so kurzweilig wie auf anderen Plattformen sind. Wenn ich mich mit Themen länger als ein paar Sekunden beschäftigen möchte, finde ich hier das passende Video. Außerdem bin ich mit einigen Creator:innen von YouTube groß ge-**

worden und freue mich immer wieder, wenn ein Video von ihnen in meiner Abobox erscheint.

NORA | Wenn ich mich für eine Social-Media-Plattform entscheiden müsste und alle anderen nicht mehr benutzen dürfte, dann würde ich wahrscheinlich YouTube wählen. Schon lange bevor ich selbst YouTube-Videos gemacht habe, bin ich anderen Creator:innen gefolgt und habe ihr Leben begleitet. Oder habe Musikvideos in Dauerschleife angesehen. Oder – eher unfreiwillig – Mathe-Erklär-Videos angeschaut. Ich schätze Langform-Content, also Videos, die länger als drei Minuten sind, nach wie vor sehr und denke nicht, dass diese in naher Zukunft komplett von Kurzvideos abgelöst werden.

TikTok

(Nutzung 2022: 14 Prozent)
heißt die Nachfolge-App von musical.ly, mit der Nutzer:innen fünfzehnsekündige bis minutenlange **Videos** erstellen und teilen können. Filter, Effekte und aktuelle Sounds ermöglichen die kreative Gestaltung der Inhalte, die anderen Nutzer:innen auf der For You Page personalisiert vorgeschlagen werden. Die bekannten Interaktionstools sind ebenfalls in die Plattform integriert, sodass man sich mit Freund:innen und Follower:innen durch Likes, Kommentare und Direktnachrichten austauschen kann.

LEA | TikTok gegenüber empfinde ich eine ambivalente Hassliebe. Ich kann Stunden auf der Plattform verbringen, weil sie mir perfekt auf mich zugeschnittene Videos zeigt, die mich zum Lachen, Nachdenken und Weinen bringen. Allerdings versinke ich sehr schnell in dieser Welt und

komme nicht mehr von ihr los. Manchmal fühlt sich nach Stunden auf TikTok die reale Welt wie eine Simulation an. Deshalb hat die App meist nur eine kurze Verweildauer auf meinem Smartphone, und ich lösche sie immer mal wieder, sobald ich merke, dass sie mich zu sehr vereinnahmt.

NORA | Keine Plattform versteht mich so gut wie TikTok. Das ist schön und erschreckend zugleich, wie wir später im Buch noch erklären werden – #Algorithmen. In meinen Hochphasen habe ich bis zu fünf Stunden am Tag auf TikTok verbracht, da ich dort einfach bestens unterhalten wurde. Mittlerweile benutze ich die Plattform so gut wie gar nicht mehr, wobei Ausnahmen die Regel bestätigen.

Pinterest
(laut dem Pinterest Anzeigenmanager nutzen über 16 Mio. Menschen aus Deutschland Pinterest und speichern jeden Monat über 4 Mio. Inhalte)
ist eine Pinnwand-Plattform für Grafiken, Fotografien und Videos. Die Onlineanwendung, die es auch als App gibt, funktioniert wie eine Suchmaschine und bietet die Möglichkeit, Inhalte auf selbst angelegten und sortierten Pinnwänden (öffentlich und privat) abzuspeichern. Pinterest liegt eine Sammlung von Hunderten Milliarden Bildern zugrunde, die von den Nutzer:innen selbst erstellt und hochgeladen werden.

LEA | Für jede Jahreszeit habe ich auf Pinterest ein Board mit passenden Aktivitäten, Rezepten und Dekorationen angelegt. Darüber hinaus findet man auf meinem Profil die detaillierte Planung meines Traumhauses, Rezepte, Outfitideen, Reiseinspirationen und Geburtstagsspielideen. Richtig aktiv nutze ich die App aber nicht mehr.

NORA | Ich habe Pinterest nie benutzt, weil es mir zu ähnlich zu Tumblr war. 2022 musste ich es dann im Zuge meiner Arbeit anwenden. Noch nie hatte ich so viel Schönes auf einmal gesehen. Seitdem habe ich dort genau zwei Pinnwände erstellt: mein eigenes Visionboard und ein Moodboard für die Hochzeit meiner Cousine.

Snapchat

(Nutzung 2022: 13 Prozent)
bietet seit 2011 die Funktion, Fotos, Videos und Nachrichten zu versenden, die verschwinden, nachdem sie vom Empfänger angeschaut wurden. Ergänzt wird dies durch (lustige) Filter, einen Discovery-Modus und eine Snap-Map, auf der man den Aufenthaltsort seiner Freund:innen verfolgen kann.

LEA | Snapchat ist die einzige Social-Media-Plattform, die ich täglich nutze, um meine Flammen-Streak mit meinem besten Freund aufrechtzuerhalten (Stand jetzt liegt er bei 404 Tagen). Das Konzept hinter Snapchat ist eigentlich supercool: Momentaufnahmen für ein paar Sekunden mit Freund:innen zu teilen. Aber seit es die Streaks gibt, würde ich behaupten, dass rund 80 Prozent meiner versendeten und empfangenen Bilder superunkreativ und nicht mehr wirklich sehenswert sind. Damit hat Snapchat irgendwie seinen Charme für mich verloren.

NORA | Ich habe Snapchat früher oft benutzt und vor allem mit meinen Partnern lustige Bilder und Videos hin- und hergeschickt – bis Instagram-Storys kamen. Seitdem habe ich die App eigentlich nie wieder verwendet, meinen Account habe ich aber dennoch nicht gelöscht. Danke für die Erinnerung, das werde ich jetzt tun.

Twitter

(Nutzung 2022: 10 Prozent)
ist ein sogenannter »Mikroblogging-Dienst«, auf dem die Nutzer:innen kurze Texte mit bis zu 280 Zeichen posten können. Auch Bilder und Videos können auf Twitter verbreitet werden. Häufig entstehen auf der Plattform meinungsgeladene »Threads« zu einem bestimmten Thema. Einzelne »Tweets« können gelikt, repostet, verschickt und beantwortet werden.

LEA | Ich hatte immer das Gefühl, dass ich nicht witzig genug für Twitter bin, und habe es deshalb nie genutzt. Doch gerade seit der Übernahme von Elon Musk bin ich gespannt, wohin sich die Plattform in den nächsten Jahren entwickelt.

NORA | Ich habe Twitter früher sehr gern genutzt und vieles geteilt. Vor allem habe ich Songzeilen, die meine aktuellen Gedanken gut zusammenfassten, eingetippt und veröffentlicht. Warum ich mich von der Plattform abgewendet habe, kann ich gar nicht genau sagen. YouTube und Instagram waren wahrscheinlich durch ihren visuellen Charakter ansprechender für mich.

Twitch

(Nutzung 2022: 7 Prozent)
ist eine Onlineplattform, auf der Livestreams, insbesondere zu den Themen Videospiele und E-Sports, übertragen werden. Daneben bietet Twitch die Möglichkeit, seinen Lieblings-Streamer:innen Geld zu spenden und mit ihnen über Nachrichten und Reaktionen in Form von Chat, Emotes, Bits (Währung auf Twitch), Abos, Raids (Streamer:innen unterstützen sich gegenseitig, indem sie ihre Zuschauenden am

Ende des Streams zu einem anderen Kanal umleiten) und Hosts zu interagieren. Seit 2014 gehört die 2011 ins Leben gerufene Plattform zum Amazon-Konzern.

LEA | Ich assoziiere Twitch mit Videospielen und Let's Plays, was die Plattform nicht so interessant für mich macht, weil ich nur selten Games spiele oder schaue. Trotzdem mag ich das Prinzip von Livestreams, weil sie ungezwungen und natürlich sind.

NORA | Zu Twitch kann ich eigentlich nichts sagen, da ich noch nie auf dieser Plattform war. Persönlich würde ich zum Livestreamen eher Instagram oder YouTube vorziehen. Dennoch ist Twitch, gerade bei jüngeren Menschen, eine beliebte Plattform.

Tumblr

(Nutzung 2022: 3 Prozent)
ist eine seit 2007 aktive Plattform, auf der Nutzer:innen ihre eigenen Blogs erstellen und auf diesen Inhalte wie Fotos, Videos, Zitate, Kurztexte und Songs veröffentlichen und reposten können. Darüber hinaus besteht auf Tumblr die Möglichkeit, mit anderen User:innen über Chat-, Kommentare- und Fragen-Tools zu kommunizieren.

LEA | Seit dem 28.12.2012 pflege ich mehr oder weniger kontinuierlich meinen Tumblr-Blog. Dabei ist Tumblr eine Plattform, die ich ganz und gar nicht sozial nutze, sondern fast ausschließlich für mich selbst. Inspirierende Zitate aus meinen liebsten Filmen, schöne Bilder und nachdenklich stimmende Texte fügen sich zusammen zu einem Abbild meines Innersten und den Visionen für meine Zukunft.

NORA | Ohne Tumblr wäre ich nicht, wer ich jetzt bin. Die Plattform hat mich, ungelogen, nicht nur einmal gerettet. Mein Tumblr-Blog war ein Spiegel dessen, was in mir vorging und wo ich hinwollte. Ein Visionboard, als ich noch nicht wusste, was ein Visionboard ist. Ich hatte insgesamt, glaube ich, 13 Blogs: meinen eigenen und sehr viele weitere über Stars. Meine Seite von Schauspielerin Vanessa Hudgens hat sogar 100.000 Follower:innen erreicht. Als ich diese Zahl sah, habe ich gemerkt, wie wenig sie eigentlich bedeutet. Auch dafür bin ich Tumblr dankbar. Eigentlich schade, dass ich Tumblr nicht mehr so viel benutze, aber irgendwie kann ich mich aus technischen Gründen nicht mehr einloggen. Ich sollte mir das anschauen.

Tinder | Bumble | Hinge | OkCupid

(laut airnowplc.com belief sich die Anzahl der monatlich aktiven Android-Nutzer:innen von Tinder in Deutschland, die sich die App über den Google Play Store heruntergeladen haben, im Januar 2022 auf rund 478.000)

sind Dating-Apps, auf denen man die Profile von potenziellen Partner:innen auf Grundlage von Fotos und kurzen Beschreibungen bei vorhandenem Interesse nach rechts »swiped«. Wenn die andere Person ebenfalls interessiert ist, entsteht ein »Match«, und man kann sich über eine Chatfunktion näher kennenlernen.

LEA | Ich habe Tinder und Bumble schon oft heruntergeladen und auch mal ein paar Tage herumgeswiped. Da ich aber ziemlich schlecht im regelmäßigen Antworten bin und mich Menschen eher im echten Leben überzeugen, ist es oft beim Matching geblieben.

NORA | Ich habe mir Bumble, Hinge und Tinder für eine Woche heruntergeladen und dann alle drei wieder gelöscht. Diese Art des Datings ist einfach nichts für mich. Alle dort erscheinen so ersetzbar, und ich mag das Unverbindliche daran nicht. Aber ich glaube fest daran, dass die große Liebe auch über Tinder gefunden werden kann. Ich muss mich jetzt allerdings trauen, sie auf der Straße anzusprechen, was es nicht viel einfacher macht.

BeReal & TikTok Now

(Da diese Plattformen noch relativ neu sind, gibt es derzeit noch keine aussagekräftigen Zahlen über ihre Nutzung.)

BeReal fordert seine User:innen einmal pro Tag (zu einer täglich wechselnden Uhrzeit) auf, zwei Fotos aufzunehmen – sowohl mit der Front- als auch der Hauptkamera ihres Smartphones. Die unbearbeiteten Fotos landen dann im Feed der Freund:innen, die mit »Realmojis« auf das Posting reagieren können. Wer es nicht innerhalb von zwei Minuten schafft, ein BeReal hochzuladen, dessen Post wird automatisch als »Late« gekennzeichnet – denn das Ziel ist es, authentisch zu zeigen, was man in diesem zufälligen Moment wirklich macht.

TikTok Now funktioniert ähnlich. Auch hier soll mit der Front- und Hauptkamera aufgenommen werden, was man zur selben Zeit wie die Freund:innen macht. Der Unterschied: Bei TikTok Now kann neben einem statischen Foto auch ein zehnsekündiges Video geteilt werden.

LEA | Auf die Nachfrage eines Freundes habe ich BeReal heruntergeladen und kurz ausprobiert. Die Idee dahinter ist spannend, aber als ich mein erstes BeReal mit PMS, Pickelcreme und fettigen Haaren posten sollte, hat mir mein Ego einen Strich durch die Rechnung gemacht.

NORA | Ich muss gestehen, das Konzept von BeReal finde ich eigentlich ganz cool. Endlich mal eine Plattform, die auf ungeschönte, echte Inhalte setzt. Aber die App zu benutzen heißt auch, sein Handy andauernd in Sichtweite haben zu müssen. Denn ein »Late«, also ein Post, der nicht innerhalb von zwei Minuten nach der Mitteilung abgesetzt wurde, wäre ja eine Katastrophe. Ein Glück habe ich mittlerweile so viel Selbstkontrolle, diese Abhängigkeit nicht mehr in meinem Leben haben zu wollen.

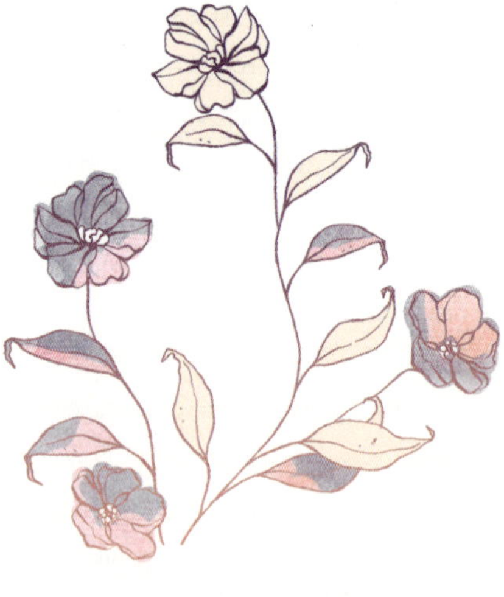

Reflexion

Nimm dir an dieser Stelle die Zeit zur Reflexion. Kreuze in der Liste an, welche Plattformen du nutzt, und schreibe dein Plattform-Ziel dahinter. Welche Funktionen entsprechen nicht dem Ziel, das du eigentlich mit der Nutzung der Plattform verfolgen wolltest?

- [ ] WhatsApp: ______________________________
- [ ] Signal: ______________________________
- [ ] Telegram: ______________________________
- [ ] iMessage: ______________________________
- [ ] Facebook: ______________________________
- [ ] Instagram: ______________________________
- [ ] YouTube: ______________________________
- [ ] TikTok: ______________________________
- [ ] Pinterest: ______________________________
- [ ] Snapchat: ______________________________
- [ ] Twitter: ______________________________
- [ ] Twitch: ______________________________
- [ ] Tumblr: ______________________________
- [ ] Tinder: ______________________________
- [ ] Bumble: ______________________________
- [ ] Hinge: ______________________________
- [ ] OkCupid: ______________________________
- [ ] BeReal & TikTok Now: ______________________________

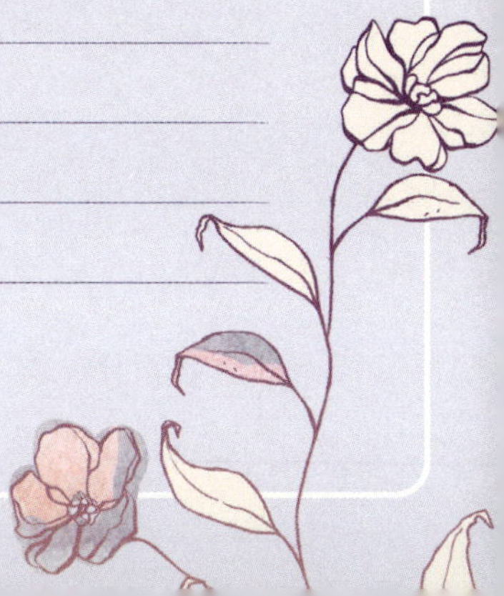

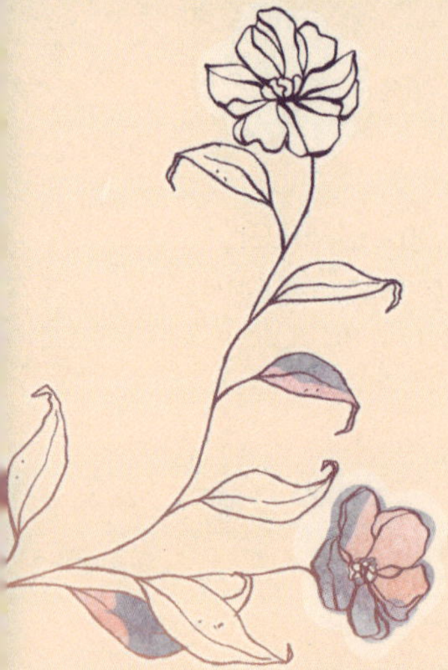

II. Was wir mit den sozialen Medien machen

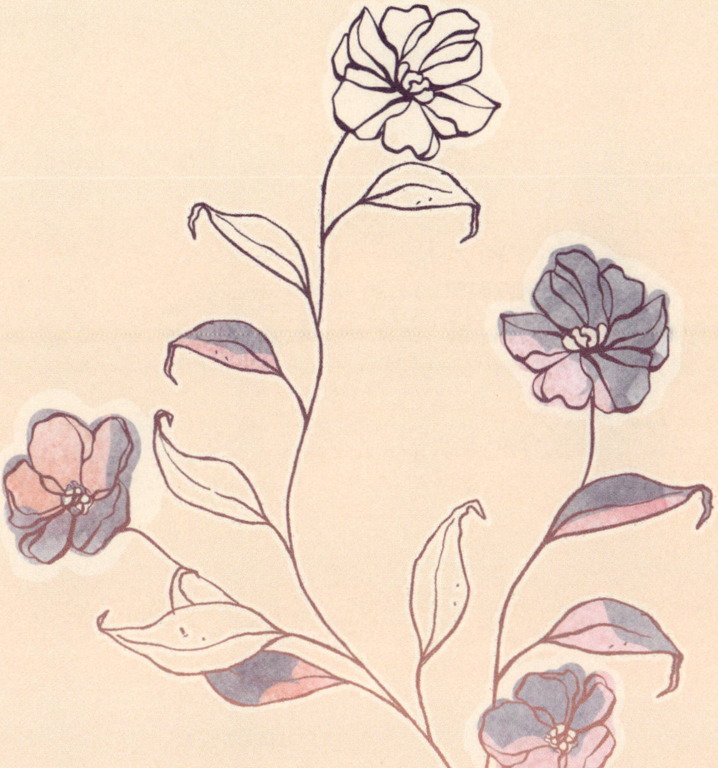

Kreise ein, was du alles mit Social Media machst:

neidisch auf andere sein

heimlich Screenshots machen

archivieren

aktualisieren

sehen

rote Herzen verschicken

Fotos schießen

telefonieren

Podcasts entdecken

Wikipedia als Quelle nutzen

Wissen nachschlagen

Dickpics empfangen

Nudes versenden

Dickpic-
Versender:innen
anzeigen

Restaurants anhand ihrer
Rezensionen auswählen

Essen bewerten

ablenken

tindern

Angst haben,
etwas zu verpassen

Selfies posten

lachen

GIFs belächeln

den richtigen
Weg finden

Videos anschauen

teilen

Motivation suchen

Krankheitssymptome
nachschlagen

gesehen werden

Menschen lieben

Menschen stalken

Pamela-Reif-Workouts nach
fünf Minuten abbrechen

Mails beantworten

Langeweile vertreiben

weinen

digitale Einkaufslisten abhaken

Hochzeit planen

entzaubert werden

Notizen verfassen

unsterblich in jemanden verlieben

Regenwetter checken

durch Reels wischen

Nachrichtenverläufe löschen

Jacke kaufen

snoozen

Wecker stellen

schreiben

Smileys raussuchen

Flammen verschicken

Sprachmemos mit doppelter Geschwindigkeit abspielen

warten

prokrastinieren

drei Punkte betrachten

liken

Musik hören

blaue Haken anstreben

Status checken

süße Tiere anschauen

inspiriert werden

löschen

sexten

schreien

Lieder teilen

gemeinsam ein Buch schreiben

kommentieren

posten

Periode tracken

Menschen hassen

ein gemeinsames Projekt gründen

Gedanken teilen

Freizeit: Mut zur Langeweile! | Lea

WAS DIE LEUTE nicht alles aus Langeweile treiben! Sie scrollen aus Langeweile, sie posten Selfies aus Langeweile, sie tindern, sexten und snapen aus Langeweile und löschen schließlich ihren Account aus Langeweile.

Wenn ich unsere BewusstSchein-Workshops halte, frage ich die Schüler:innen nach dem »Warum« für ihre Social-Media-Nutzung. Dabei höre ich eine Antwort mit Abstand am häufigsten: Weil mir langweilig ist. Ich muss unweigerlich daran denken, dass Langeweile in meiner Kindheit bei Autofahrten oder im kalten Wartezimmer einer Arztpraxis unerträglich war. Ich konnte kaum still sitzen und malte mir aus, was ich stattdessen alles Aufregendes tun könnte. Langeweile wurde zum Antrieb: Ich erträumte mir ein Baumhaus, stellte mir vor, wie ich mein Zimmer umstellen könnte, oder beschäftigte mich damit, mir Lebensgeschichten zu fremden Menschen auszudenken. Die Welt um mich herum wurde zum Spielplatz meiner eigenen bunten Fantasie.

Wenn mir heute langweilig ist, greife ich – wie ihr vermutlich auch – oft zu meinem Smartphone, höre eine neue Folge meines Lieblingspodcasts, streame ein YouTube-Video oder beantworte Nachrichten. Jederzeit und überall beschalle ich mich mit neuem digitalen Input und tauche – wie damals – ab in eine andere Welt. Oft versuche ich sogar, Langeweile gar nicht erst entstehen zu lassen, und vermeide in meinem

Alltag jeden Augenblick der Stille oder der Beschäftigungslosigkeit. An der Bushaltestelle lese ich E-Mails, in der Supermarktschlange hake ich meine digitale Einkaufsliste ab. Doch wieso greife ich in solchen Momenten zu meinem Smartphone, anstatt mich wie damals in meinen Gedanken zu verlieren? Habe ich in den letzten Jahren sogar eine Art Angst vor Langeweile entwickelt? Und welche Ideen bleiben ungedacht, weil ich mir nicht den Raum dafür gebe, sie zu entwickeln? Sollte ich daran etwas ändern? Und falls ja, wie?

Das Gefühl von Langeweile entsteht in dem Augenblick, in dem wir etwas tun (oder nicht tun), das uns nicht zufriedenstellt. Wir machen uns stattdessen auf die Suche nach einer neuen oder anderen Beschäftigung. Was für eine Art von Beschäftigung das ist, ist unserem Gehirn gleichgültig, es versucht nur, den Mangel an Glücksgefühlen wie Dopamin so schnell wie möglich auszugleichen. Das führt dazu, dass wir in Momenten der Langeweile (oder kurz davor) oft auf die Mittel zurückgreifen, die uns am ehesten bekannt, schnell verfügbar und Erfolg versprechend sind wie zum Beispiel Fast Food oder eben unser Smartphone. Wir handeln auf eine kurzsichtige Art und Weise, da die Erfolge unmittelbarer, deutlicher und vertrauter sind. Langfristig sinnvolle Entscheidungen wie Sport zu treiben, zu lernen oder schwierige Aufgaben hinter uns zu bringen sind zumindest zu Beginn mit Selbstdisziplin, Schmerz oder Anstrengung verbunden. Sie versprechen uns also nicht das »schnelle Glück«, sodass unser erster Impuls ist, sie lieber zu umgehen.

In einem Versuch des Forschers Timothy Wilson und seiner Kolleg:innen wurde diese Kurzsichtigkeit des Gehirns besonders deutlich. Mehrere Proband:innen wurden sechs bis fünfzehn Minuten in einem leeren Raum eingeschlossen. Sie hatten die Wahl, diese Zeit entweder in Langeweile zu ertragen oder sich selbst Stromstöße zu versetzen, die von einem Stromgenerator im Raum erzeugt wurden. Statt in Stille zu sitzen und sich in Tagträumen oder ihren eigenen Gedanken zu verlieren, entschieden sich einige der Teilnehmer:innen für die Stromschläge, die ihrem Körper zumindest kurzfristig ein Gefühl von Aufregung schenkten.

Dabei würde es sich lohnen, hin und wieder Langeweile auszuhalten – nichts zu machen, nichts zu erfahren und vor allem nichts zu denken. Nicht nur unsere Kreativität würde gesteigert, wir würden zudem neue Dinge um uns herum entdecken, Reize wirken lassen und unsere Gefühle und Bedürfnisse besser wahrnehmen. Nicht zuletzt könnte uns der ein oder andere Tagtraum dazu bewegen, neue Ziele zu suchen, Lösungen für Probleme zu finden oder sogar unangenehme Aufgaben zu erledigen. Wenn wir also diesen ersten aufkommenden Impuls ignorieren und Langeweile für einen Augenblick ertragen, können wir Großes erschaffen.

Doch wie genau können wir uns die antreibende und inspirierende Kraft der Langeweile trotz der Verlockungen von Smartphones, Videospielen und Streamingdiensten zunutze machen? In dem gerade dargestellten Versuch kommen die Forscher:innen zu dem Ergebnis, dass unser Gehirn nicht genug Übung darin hat, sich mit sich selbst zu beschäftigen. Deswegen heißt es: üben, üben, üben.

HIER EINIGE TIPPS, MIT WELCHEN MITTELN DU DIR LANGEWEILE WIEDER ANTRAINIEREN KANNST:

- **Einfach mal nichts tun:** Nimm dir Zeit für Momente der Stille in deinem Alltag. Schalte das Smartphone aus, während du deine Mahlzeiten zubereitest und isst; verstaue deine Kopfhörer auf dem Weg zum Supermarkt in deiner Jackentasche (oder lasse sie am besten gleich zu Hause) oder nimm dir die Zeit für ein wohltuendes Bad ohne Hintergrundgeräusche aus deinem Tablet. Es lohnt sich: Noch nie hat man mit Nichtstun so viel für sich selbst getan.

Reflexion

In diesen Momenten möchte ich künftig auf mein Handy verzichten:

____

____

____

____

- **Der Langeweile-Timer:** Normalerweise zeigt uns das Piepen des Weckers an, dass wir etwas machen sollen. Mit dem Langeweile-Timer kannst du deinen Wecker zur Abwechslung mal ganz anders nutzen. Stelle dir morgens für eine beliebige Tageszeit einen Timer, um dir beim Klingeln für mindestens fünf Minuten die Zeit zu nehmen, dich gähnend zu langweilen.

- **Entspannungstechniken:** Nicht umsonst liegen Entspannungstechniken wie Yoga oder Meditationen so im Trend. Sie helfen uns dabei, Stille in unserem Alltag zuzulassen. Suche ein passendes YouTube-Video aus (ich mag die von Mady Morrison sehr gern), versetze dein Handy in den Nicht-Stören-Modus und probiere es einfach mal aus. Wenn es dir Spaß macht, kann ich dir empfehlen, ein Yogastudio in deiner Nähe zu suchen, das zertifizierte Kurse anbietet. Diese Kurse werden sogar häufig von deiner Krankenkasse übernommen.
- **»Sinnvolle« Gewohnheiten finden:** Überlege dir, wie du den Auslöser Langeweile nutzen kannst, um daran sinnvolle Gewohnheiten zu knüpfen (mehr dazu später).
- **Geduld:** Sei nicht zu streng mit dir. Gerade wenn du sie nicht gewohnt bist, ist Stille nicht immer einfach zu ertragen und kann sehr laut sein. Doch mit Übung wirst du zum:zur Meister:in der Langeweile.

In den letzten Jahren habe ich noch eine andere Form der Langeweile kennengelernt, die ich nicht unerwähnt lassen möchte, weil sich der:die ein oder andere Leser:in vermutlich in ihr wiederfinden wird: die **existenzielle Langeweile.**

Als Mensch, der im 21. Jahrhundert in einem ziemlich stabilen Land aufgewachsen ist, fehlt es mir oft an einer Aufgabe, einem übergeordneten Sinn. Die Probleme der heutigen Zeit wie der Klimawandel, Pandemien, Krieg, das rapide Wachstum der Gesellschaft und die damit einhergehenden Ressourcenverknappungen, noch immer bestehende Ungleichbehandlungen, die wirtschaftliche Entwicklung und die ethischen Fragen der Digitalisierung erscheinen zu groß für mich. Ich kenne die Tage zu gut, an denen ich mich im Weltschmerz verliere und die Langeweile ganz wortwörtlich spüre: Ich sitze eine ganze Weile da, starre an die Wand und empfinde eine innere Leere. Dann verliere ich mich in Gedanken darüber, dass ich in einer Welt existiere, in der nichts eine Bedeutung hat und selbst die Bedeutungslosigkeit ohne jegliche Substanz ist. Ich habe alles, und doch habe ich auch nichts. Diese Form der Langeweile kann lähmen. Und an diesen Tagen wäre es oft sogar hilfreich, wenn ich zu meinem Smartphone greifen würde, um aktiv zu werden und mich nicht in der Abwärtsspirale meiner Negativgedanken zu verlieren.

Wie ich es schaffe, mich aus diesem Zustand zu befreien? Sind wir ehrlich: An manchen Tagen schaffe ich das gar nicht. An besseren Tagen hilft es mir, mich auf positive Nachrichten zu konzentrieren (hierbei hilft mir die kostenlose **Good News App**, die sich bei ihrer Berichterstattung auf schöne Neuigkeiten, Lösungswege und das Gute in der Welt konzentriert) und mich eine Zeit lang gar nicht mit negativen Geschehnissen auseinanderzusetzen. Und die Bedeutungslosigkeit versuche ich mit der Philosophie der optimistischen Nihilisten zu betrachten: Wenn nichts eine Bedeutung hat, kann ich alles machen, ohne die Konsequenzen zu fürchten (solange es nicht illegal ist). Deswegen schreibe ich der Person, der ich schreiben möchte, ich tanze im Regen, ziehe an, was ich will, und singe lautstark zu meiner Lieblingsmusik mit. Alles ist egal, lasst uns das feiern.

Außerdem hat es mir geholfen, mir eine Problemstelle zu suchen und irgendwo anzufangen. Und glaubt mir – augenscheinliche Kleinigkeiten können im Leben Einzelner Großes bewirken. Nichts gibt mir so ein Gefühl von Zufriedenheit und Hoffnung, als zu wissen, dass wir durch unsere Workshops von BewusstSchein das Leben von einzelnen Kindern und Jugendlichen nachhaltig beeinflussen und verbessern können. Jede:r von uns kann etwas tun, um den Wandel unserer Welt aktiv mitzugestalten und sie als besseren Ort zu hinterlassen. Seit der Gründung von BewusstSchein verspüre ich diese existenzielle Langeweile seltener. Ich habe – auch wenn es pathetisch klingen mag – einen *Purpose* gefunden, eine Mission und vielleicht das erste Mal in meinem Leben ein Feuer in mir entdeckt. Die Langeweile war seit langer Zeit endlich wieder ein Antrieb. Und ich bin wirklich sehr froh, dass ich mich diesem Projekt und nicht weiter meinem Instagram-Feed gewidmet habe.

Reflexion

Welche Themen interessieren dich? Für welche Probleme würdest du gern eine Lösung finden?

HIER EIN PAAR TIPPS, WIE AUCH DU EIN PROJEKT FINDEN KANNST, UM DIE WELT EIN KLEINES BISSCHEN BESSER ZU MACHEN:

- **Auf die Suche begeben:** Gibt es ein Thema oder ein Problem, das dich richtig ärgert und bei dessen Lösung du gern anpacken würdest? Vielleicht existiert schon eine Initiative dazu, bei der du dich engagieren kannst – oder sonst gründe selbst eine.

- **Nicht aufgeben:** Ich weiß noch, wie ich stumm geweint habe, als wir im Yogastudio bei einer Meditation unsere Lebensvision visualisieren sollten. Tränen liefen über meine Wangen, weil ich einfach keine hatte. Ich wusste nicht, wieso ich auf der Welt war, was mir Freude bereitete. Nach der Stunde kam meine Yogalehrerin auf mich zu und sagte etwas, das meine Perspektive veränderte: »Es ist in Ordnung, wenn du nicht weißt, was du willst. Das Wichtigste ist, dass du bereit bist, es zu entdecken. Genieße die Freiheit, auf der Suche nach deiner Bestimmung zu sein, und sie wird dich finden.« Das ist natürlich sehr spirituell formuliert, aber das Bild dahinter hat mich von der Verantwortung befreit, etwas finden zu *müssen*. Und als ich aufgehört habe, aktiv danach zu suchen, haben sich neue Möglichkeiten aufgetan.

- **Ausprobieren:** Motivation und Inspiration kommen auf dem Weg und nicht vor der Startlinie. Deswegen: Probiere verschiedene Dinge aus – vielleicht begeistern dich Themen, die du davor gar nicht im Kopf hattest.

Kommunikation: Total emo(ji)tional! | Nora

DIE SOZIALEN MEDIEN wurden in erster Linie geschaffen, um für einfache Vernetzung zu sorgen. Freundschaftsanfragen hier, Likes dort, Partyfotos da. Plötzlich musste man keine E-Mails mehr schreiben und schon gar keine Telefonate mehr führen. Dank sei den Messaging-Funktionen von WhatsApp, Facebook und Tumblr!

Tumblr war zwischen dem elften und sechzehnten Lebensjahr meine Heimat im Netz. Welch internationale Freundschaften ich geschlossen habe! Über Demi Lovato, Miley Cyrus und Taylor Swift haben wir uns unterhalten, aber auch darüber, wie meine Mitschüler:innen mich mobbten. Ich habe Gleichgesinnte kennengelernt, die ich in der realen Welt nie getroffen hätte. Wir schrieben ewig lange Nachrichten und achteten dabei genau auf die Zeichensetzung. Drei Punkte sagen nun mal etwas anderes aus als einer …

Daran, wann und wie genau Emojis auf mein und unsere Handys kamen, kann ich mich gar nicht mehr zu hundert Prozent erinnern. Zuerst musste man sich eine App herunterladen, später waren sie beim neusten Software-Update gleich mit dabei. Hunderte Bildchen, die Emotionen, Gegenstände, Menschen, Tiere und Zeichen abbildeten. Eine neue Ära hatte begonnen. Waren es früher Satzzeichen und zusammengezimmerte Herzen (<3), die einen gewissen Unterton transportierten, konnte jetzt die ganze Bandbreite der

Emotionen über Nachrichten rübergebracht werden. Auch hier gab und gibt es ungeschriebene, aber strikte Regeln: Kussmund ohne Herz ist ein freundschaftlicher Kuss, Kuss mit Herz bedeutet mehr. Bunte Herzen können alles heißen, doch das rote – das sollte man sich nur für die Allerliebsten aufheben. In gewissen Kreisen werden einzelne Emojis heftig diskutiert. Der Lachflash-Smiley sei überbewertet, der Zwinker-Smiley komme unsympathisch rüber. Ständig werden neue Emoji-Kombinationen erfunden, deren Bedeutung nur in gewissen Bubbles bekannt ist.

Was mir aber bei mir selbst aufgefallen ist: Emojis machen einen großen Unterschied im Hinblick darauf, wie wir uns gegenseitig wahrnehmen. Und diese Wahrnehmung ist oft nicht gerechtfertigt. Manche Menschen benutzen Emojis, andere nicht. Doch weil wir mittlerweile so auf diese zusätzliche Kommunikationsebene angewiesen sind, übertragen wir direkt jedes Gefühl, das uns durch vorhandene oder nicht vorhandene Zeichen gegeben wird, auf unsere:n Kommunikationspartner:in. Wir interpretieren also.

Ein Beispiel: Mein Fotolaborant des Vertrauens hat mir meine entwickelten und eingescannten Fotos immer per Mail zugeschickt und mit einem lächelnden Smiley versehen. Einmal hat dieser Smiley gefehlt. Und ich habe mich direkt gefragt, was ich falsch gemacht habe, ob er meine Fotos schlimm oder mich unsympathisch findet etc. (Richtig absurd, wenn ich mir das so überlege ...) Doch das ist nur ein Beispiel von vielen. Gerade in emotional aufgeladenen Situationen oder bei Streitereien ist der Emoji-Gebrauch brenzlig. Ich habe einer bekannten Person mal mein Herz ausgeschüttet, und sie hat am Ende des Chat-Gesprächs den Händeklatschen-Emoji verwendet. Ein Schlag ins Gesicht! Wie die Stimmung danach zwischen uns war, muss ich wohl nicht weiter ausführen.

Diese kleinen Zeichen können so viel kaputtmachen. Sie haben die Kraft in Zusammenhang mit Worten – aber auch allein! – ganze Beziehungen zu zerstören. Und sosehr ich schreiben möchte, dass wir das nicht zulassen dürfen, so sehr sind die mit Emojis verbundenen Interpretationen in uns verankert.

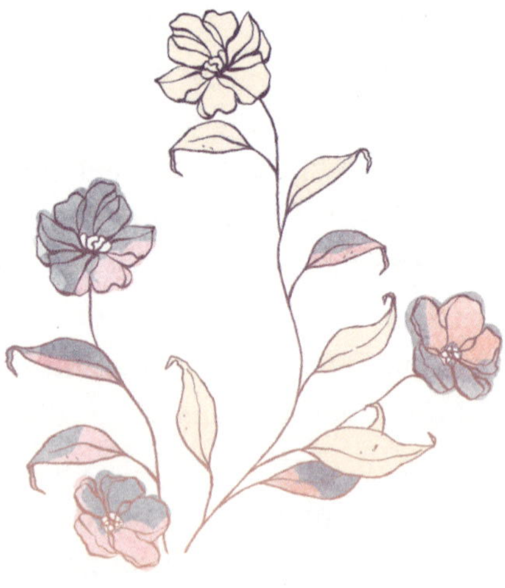

WAS KÖNNEN WIR DAGEGEN MACHEN?

- **Emojis mit Bedacht auswählen**
  Ich würde euch davon abraten, nach einem Chat-Streit ein Händeklatschen-Emoji zu benutzen. Sollten Auseinandersetzungen doch im besten Fall damit enden, dass sich Herzen hin- und hergeschickt werden. Aber mal Klartext: Verwendet Emojis, die keine zu starke Aussagekraft haben. Zum Beispiel den ganz normalen lächelnden Smiley, den Tränen-Lach-Smiley, den traurigen Smiley oder Herzchen. Verstrickt euch nicht in eine gefühlsgeladene, interpretationsoffene Emoji-Benutzung.

- **Besser: Sprachnachrichten und telefonieren**
  Durch die Stimme transportieren wir sehr viel mehr als durch das Schreiben. Untertöne, die auf Gefühle hinweisen, Betonungen, längere Ausführungen. Wenn es wirklich wichtig ist, schickt eine Sprachnachricht oder besser: Ruft die Person an. Das Gute am Telefonieren ist nämlich, dass ein direkter Dialog stattfinden kann. Hörbares Lachen und Weinen inklusive!

- **Noch besser: Videoanrufe und Treffen**
  Und – ihr ahnt es schon – noch eine weitere Kommunikationsebene wird durch das zusätzliche Sehen von Mimik und Gestik »freigeschaltet«. Sind wir mal ehrlich: Emojis können echte Menschengesichter und -körper nicht ersetzen. Der Pluspunkt: Auch die Bindung wird dadurch noch einmal mehr gestärkt, und ich glaube, das ist, was wir alle wollen: echte, tiefe menschliche Bindungen. Also traut euch, wieder auf Klasse, statt auf Masse zu setzen. Lieber mit weniger Leuten chatten und dafür bessere, längere Gespräche führen!

Freundschaft & Feindschaft: (A)soziale Medien?

Analoge Freundschaft | Lea

EIN STÜRMISCHER Oktoberwind fegte durch die Gassen der Dresdner Neustadt, als ich mich auf den Weg zur nächstgelegenen Straßenbahnhaltestelle machte. Den Naturgewalten zum Trotz bahnte ich mir einen Weg zu meinem Ziel, und als ich endlich in dem schwarz-gelb-gepunkteten Bahnsitz versank, merkte ich, wie meine Anspannung aufgrund der bedrohlichen Wetterlage von einer nervösen Vorfreude abgelöst wurde. Gleich würde ich sie sehen.

2014 klickte ich das erste Mal auf eines ihrer Videos. Sie saß auf dem Boden ihres Kinderzimmers, hinter ihr weiße Ikea-Möbel, eine rosa geblümte Bettwäsche und an ihrer Wand hingen Postkarten. Von Emotionen ergriffen berichtete sie von ihrer Zeit in der Tanzschule, von den hohen Ansprüchen, die an die Tänzer:innen und ihre Körper gestellt wurden, und ihrem daraus resultierenden gestörten Essverhalten. Ihre Ehrlichkeit berührte mich, und ich klickte auf den Abonnieren-Button. Von da an begleitete ich Nora auf ihrem Weg ins Erwachsenenleben. In ihren Vlogs teilte sie ihre Gedanken, zeigte, was sie las, was sie aß, wie sie arbeitete, zu Taylor Swifts Musik tanzte und ihre Wohnung aufräumte. Ich fühlte mit ihr, als sie ihren ersten Liebeskummer durchstand, mit Selbstzweifeln und einer Depression kämpfte und trotz aller Widrigkeiten immer mehr zu sich selbst fand. Doch während ich das Gefühl hatte, dass ich sie immer besser kennenlernte, wusste sie nicht einmal, dass ich existiere. Wie zwei parallele Linien, die sich zwar gleichen und in dieselbe Richtung laufen, hätten sich unsere Wege niemals gekreuzt. Wir hätten weiter in getrennten Welten gelebt, nebeneinanderher – gäbe es das Internet, YouTube und E-Mail-Adressen nicht.

Als ich gerade meinen ersten Social-Media-Detox absolviert hatte, teilte Nora in einem ihrer Videos die Idee, einen Social-Media-Führerschein zu entwickeln, und suchte nach einer Person, die ihr beim Design helfen könnte. Die Sache begeisterte mich so sehr, dass ich eine E-Mail an sie formulierte und – mangels meiner gestalterischen Kompetenz – ganz ungefragt meine Ideen und Impulse vorbrachte. Ihre Reaktion auf diese Mail war zunächst ein wenig ernüchternd:

Eigentlich suche ich ja wie gesagt eher erst mal designtechnischen Support, aber mal sehen, vielleicht entgeht mir ja doch was.

Aber nach unserer ersten Begegnung auf Zoom wurde uns beiden und vor allem ihr schnell klar, dass wir in puncto Arbeit dieselbe Vision teilen und unsere Methoden einander perfekt ergänzen. Und so trafen mit nur wenigen Mausklicks unsere Lebenswege aufeinander, und ein zunächst leeres Google-Drive-Dokument formte nach und nach die heutigen Inhalte unseres Vereins.

Doch obwohl wir uns bei der Vereinsarbeit so gut verstanden, betonte Nora immer wieder, dass sie keine Freund:innen suche, sondern in der Arbeit allein ihre Bestimmung finde. Sorgfältig errichtete sie eine dicke Mauer um sich, um ihre Verletzungen zu verbergen, durch die man sie zwar sehen, aber nicht berühren konnte. Ich versuchte, diese Mauer mit Zeit und Wärme zu durchbrechen, bis nach und nach dünne Risse in ihrer Schutzwand entstanden. Und jetzt ist die perfekte Zeit dafür, dass wir uns endlich im analogen Leben begegnen.

Als ich rund eine Stunde später an meinem Ziel ankomme, durchbrechen erste Sonnenstrahlen die dunkle Gewitterfront, und mir kommt eine filigrane Gestalt in einem karierten Regenmantel entgegen. Sie lächelt und schließt mich fest in die Arme, als wären wir altbekannte Freundinnen. Doch als ich ihr Elternhaus betrete, merke ich schnell, dass ich Nora längst nicht so gut kenne, wie ich es mir durch jahrelanges Videoschauen eingebildet habe.

Das Besondere an Internetfreundschaften ist, dass man sich häufig falsch herum kennenlernt. Zuerst erfährt man die Gedanken, die man sonst bei einem Glas Rotwein auf einem Hausdach teilt, und danach die alltäglichen Gewohnheiten. Ich weiß von Noras mentalen Problemen, ihrer teils schweren Schulzeit und ihren Verlustängsten. Aber ich weiß nichts über die Umgebung, in der sie aufgewachsen ist, wie gut sie rückwärts einparkt oder welche Guilty Pleasures in ihrem Einkaufswagen landen. Ich muss schmunzeln und bin gleichzeitig erleichtert, als sie mir – als langjährige Vollblutveganerin – von ihrer Liebe zu Smartie-Joghurt erzählt. Das flache Abbild auf dem Bildschirm, das ich bisher nur von ihr kannte, verwandelt sich in eine dreidimensionale Version.

Nachdem wir vier Tage gemeinsam gearbeitet, Spaziergänge in den Dresdner Weinbergen unternommen, zusammen gekocht, Kuchen mit ihrer Familie gegessen und uns abends gegenseitig unsere Geheimnisse anvertraut hatten, war ich wirklich traurig, als wir uns am Bahnhof verabschiedeten und ich den Heimweg antrat. Wieso müssen die tollsten Menschen nur immer so weit weg wohnen? Doch nur ein paar Stunden nach meiner Ankunft in Bayreuth klappte ich meinen Laptop auf und war wieder mit ihr verbunden – für unser Verhältnis ganz oldschool in der digitalen Welt.

Ungesunde Freundesgruppen | Lea

Mit vierzehn Jahren tränkte ich Watte in Orangensaft und aß sie, damit das Knurren in meinem Magen verstummte. Falls der Hunger dennoch meinen Körper durchdrang, drehte ich mich so lange im Kreis, bis er durch den aufkommenden Schwindel und die damit einhergehende Übelkeit verdrängt wurde. Im Winter trug ich hauchdünne Klamotten, schaltete die Heizung aus und aß Eiswürfel, um mehr Kalorien durch das Frieren zu verbrennen. Und es waren meine Freundinnen, die mich dazu ermutigten.

Es begann damit, dass ich im Internet nach Möglichkeiten und Inspirationsbildern zum Abnehmen suchte. Kurze Zeit später war ich Teil einer WhatsApp-Gruppe, in der wir eine gemeinsame Freundin teilten: Ana. Sie war keine gewöhnliche Freundin, sondern die Personifikation der Anorexia nervosa (Magersucht), von der die Gruppenmitglieder und kurze Zeit später auch ich krankhaft besessen waren. Wir waren alle davon überzeugt, dass, wenn wir an Gewicht verlören, all unsere Probleme verschwinden würden.

Mein Aufnahmeritual bestand aus dem Verlesen eines Manifests, in dem Anas zehn Abnehm-Gebote und weitere strenge Regeln festgehalten wurden, die ich von nun an zu beachten versprach. »Dünn sein ist wichtiger als gesund sein«, »Ich darf nicht essen, ohne mich schuldig zu fühlen« und »Du bist nie zu dünn!« wurden zu den Glaubenssätzen, die mich

Tag für Tag begleiteten. Dazu wurde mir eine Mentorin zugewiesen, die meinen Abnehmprozess akribisch überwachen sollte. Ihr Name war Josephine (Name geändert), aber die per Post geschickten Briefe, in denen sie mich wöchentlich zum Abnehmen ermahnte und motivierte, unterschrieb sie stellvertretend für Ana mit deren Namen. Sie gab mir Tipps zum Vermeiden von Heißhungerattacken, wollte wissen, was ich am Tag gegessen und getrunken hatte, und freute sich mit mir über meine sportlichen Fortschritte. Sie wurde meine engste Vertraute, wir telefonierten jeden Tag, schauten gemeinsam Filme per Videoanruf, teilten Musik und konnten uns immer aufeinander verlassen, wenn eine von uns mit Problemen zu kämpfen hatte. Nicht nur zu ihr, sondern auch zu den anderen Mitgliedern fühlte ich eine echte Verbindung.

Jeden Morgen waren wir verpflichtet, ein Bild von unserem Körper und unserer Waageanzeige in die gemeinsame WhatsApp-Gruppe zu schicken – und wehe die Grammanzahl war höher als am Tag zuvor! In diesem Fall musste eine Extrasporteinheit als Bestrafung eingelegt oder den ganzen Tag auf jegliche Kalorienzufuhr verzichtet werden. Die Regeln waren streng: Wenn eine von uns keine Fortschritte beim Gewichtsverlust verzeichnete oder sich kritisch über Ana äußerste, wurde sie erst abgemahnt und bei einem erneuten Vergehen rausgeschmissen.

Rückblickend erscheint es mir surreal, dass ich all diese Regeln zu befolgen versucht habe und fast zwei Jahre lang Teil dieses »Freundeskreises« war. Doch ich fand in der Gemeinschaft das, was ich zu der Zeit gebraucht hatte: das Gefühl, ein Teil von etwas zu sein und dazuzugehören. Was uns jedoch wirklich verband, war das gemeinsame Geheimnis, welches wir akribisch vor der Außenwelt verbargen, um zu verhindern, dass uns jemand unsere Freundschaft zueinander und speziell zu Ana wegnahm. Das funktionierte eine Zeit lang auch sehr gut. Meine Mutter fragte nicht nach, wenn sie einen weißen Briefumschlag von Josephine auf meinen Schreibtisch legte. Sie glaubte mir, wenn ich sagte, ich hätte bereits in der Stadt gegessen. Selbst als ich jede Nacht vor Schmerzen aufschrie, weil ich aufgrund eines Nährstoffmangels an schlimmen Wadenkrämpfen litt, kam sie nicht auf die Idee, misstrauisch zu werden.

Wer es dann doch mitbekam, war meine beste Freundin, die einen der Ana-Briefe in einem Buch fand, das ich ihr ausgeliehen hatte. Erst als sie ihn mir vorlas, wurde mir klar, wie krankhaft die Art unserer Interaktion von außen betrachtet doch war. Als sie mir das Ultimatum stellte, entweder aus der Gruppe auszutreten, alle Mitglieder zu blockieren und deren Nummern zu löschen oder meinen Eltern davon zu erzählen, entschied ich mich dazu, meine Pro-Ana-Freundinnen hinter mir zu lassen. Doch selbst jetzt, rund zehn Jahre später, spüre ich immer noch die Folgen dieser Zeit auf mich und meine Körperwahrnehmung. Auch wenn sich diese Überzeugungen sehr schnell in meinem Unterbewusstsein manifestiert hatten, benötigte es viel Geduld und Zeit, mich von ihnen zu lösen. Obwohl ich die Essstörung dank therapeutischer Unterstützung inzwischen in großen Teilen hinter mir gelassen habe, ertappe ich mich noch immer dabei, dass Gedanken aus dieser Zeit wieder hochkommen. Hätte mir doch nur früher jemand erklärt, wie ich das Internet sicher nutze.

Wer glaubt, dass die Cyberwelt sich mittlerweile zum Besseren gewendet hätte, liegt leider falsch: Auch heute noch treibt die Pro-Ana-Gemeinschaft ihr Unwesen auf Social Media. Unter einschlägigen Hashtags findet man, ohne lange zu suchen, Links zu Foren oder Gruppen. Nicht nur Essstörungen werden zum Gegenstand solcher Gemeinschaften gemacht. Es gibt Inhalte und Communitys zu einem breiten Spektrum von gefährdenden Themen, von Selbstverletzung, Depression und Suizidalität über Verschwörungsmythen bis hin zu Gewalt und Extremismus. Was sie alle vereint, ist eine gefährliche Gruppendynamik, die dazu führt, dass die ungesunden Verhaltensweisen Einzelner normalisiert und bestärkt werden. So entwickeln sie sich oftmals von einem Keim zu einem Baum, der immer tiefere Wurzeln schlägt, bis er so eng mit der Identität der Person verwachsen ist, dass es immer schwieriger wird, diese Menschen in ihrem gesunden Kern zu erreichen.

Warum wird seit Jahren keine Plattform gegen diese Inhalte aktiv, die so schwerwiegende Folgen für die Gesundheit insbesondere junger Menschen haben können? Zwar verbieten Meta, Tumblr & Co Inhalte, die diese problematischen Themen verherrlichen, und sperren zudem Suchbegriffe und Hashtags, die damit in direkter Verbindung stehen, allerdings wird dieses Verbot nicht konsequent genug durchgesetzt, und es finden sich über kurze Umwege zahlreiche gefährliche Postings. Dazu kommt, dass die Algorithmen der Plattformen bewirken, dass Nutzer:innen immer tiefer in sogenannte **Rabbit Holes** (Kaninchenlöcher) gezogen werden.

In einer Recherche des Magazins *Der Spiegel* stellten Journalist:innen den TikTok-Algorithmus auf die Probe und konsumierten ausschließlich Videos mit deprimierenden Inhalten. Der **Algorithmus** sprang schnell darauf an und spielte bereits nach dreißig Minuten zu 90 Prozent Inhalte aus demselben Themenspektrum aus. Wenn man traurig Social Media öffnet, stehen die Chancen also gut, dass man danach in einem solchen Rabbit Hole versinkt – und damit noch tiefer in seiner Traurigkeit. Interne Studien belegen, dass die Konzerne von dieser Wirkungsweise ihrer Algorithmen Kenntnis haben und dennoch nicht dagegen vorgehen. So bleiben wir wohl vorerst auf uns allein gestellt, diesen negativen Inhalten den Kampf anzusagen.

DARAN ERKENNST DU EINE UNGESUNDE COMMUNITY:

- **Die Mitglieder akzeptieren dich nicht so, wie du bist, sondern sehen dich erst dann als wertvoll an, wenn du etwas Bestimmtes machst oder erreichst.** In meinem Fall wurde ich nur wertgeschätzt, wenn ich mich an die Regeln der Gruppe gehalten habe – andernfalls wäre ich ausgeschlossen worden.
- **Die Dynamik innerhalb der Gruppe ist von einseitigen Beziehungen und ungesunden Hierarchien geprägt.** Manchmal werden gute Menschen schlichtweg ausgenutzt. Achte darauf, dass du und deine Bedürfnisse ernst genommen werdet und dein Engagement Wertschätzung erfährt.
- **Es kommt zu Grenzüberschreitungen.** Dabei kann es sich um die Anregung zu Gewalt, zu gesetzeswidrigen Taten, zu Selbstverletzung, Hass oder Ähnlichem handeln. Auch werden von dir oder anderen gesetzte Grenzen nicht akzeptiert.
- **Kritik an der Community ist unerwünscht.** Oft sollen Inhalte und Praktiken in unseriösen Gruppen nicht kritisiert werden. Es wird an einem Regelkatalog und Ritualen festgehalten, die man selbst nicht aktiv mitgestalten kann.

WAS DU MACHEN KANNST, WENN MENSCHEN AUS DEINEM UMFELD TEIL EINER SOLCHEN GEMEINSCHAFT SIND:

- **Informieren:** Wenn ein dir nahestehender Mensch Teil einer Bewegung ist, die dir unseriös vorkommt, informiere dich im ersten Schritt darüber, damit du geeignete Maßnahmen einleiten kannst.

- **Kommunikation:** Versuche, emphatisch auf dein Gegenüber zuzugehen und ins Gespräch zu kommen. Fokussiere dich dabei auf gemeinsame Werte und achte darauf, dass du deinem Gegenüber keine Schuldzuweisungen machst. Es ist wichtig, dass du das Bedürfnis, das die Person in der Gruppe sucht, erkennst und ihm oder ihr eine Möglichkeit aufzeigst, dieses auf andere Weise zu erfüllen.

- **Geduld:** Je nachdem, wie lange und intensiv die Person schon Teil der Bewegung ist, braucht es eine Menge Geduld, sie davon zu befreien. Achte hier auch insbesondere auf deine eigenen Grenzen.

- **Professionelle Hilfe:** Es kann sinnvoll sein, professionelle Unterstützung in Anspruch zu nehmen. Im Internet finden sich themenspezifische Angebote, die sowohl dich bei deiner Hilfe als auch die betroffene Person selbst unterstützen können. Auf S. 285 haben wir einige professionelle Hilfsorganisationen für euch herausgesucht.

I forgot that you existed | Nora

Feindschaft ist ein starkes Wort. Feindschaft ist etwas, das ich in meinem Leben um jeden Preis vermeiden will. Feinde – die habe ich nicht. Zumindest nicht, dass ich wüsste. Ich habe Menschen, mit denen ich nicht mehr spreche. Menschen, mit denen ich nicht mehr schreibe. Menschen, denen ich nicht mehr auf Social Media folge. Aber Feinde, Gegner:innen – das sind sie zum Glück nicht.

Und trotzdem gibt es für wahrscheinlich jede:n von uns ein paar Menschen, die wir nicht leiden können. Das sind zum Teil Personen aus unserem Privatleben, um die wir auf Instagram leider nicht herumkommen. (Oder doch? Gleich mehr dazu!) Das sind aber auch Menschen, die wir durch Social Media überhaupt erst »kennen« oder »kennengelernt« haben. In Anführungszeichen deswegen, weil wir durch bloße Social-Media-Kommunikation eigentlich niemanden wirklich kennen können – das ist ein Irrglaube. Man kann ein Bild von jemandem bekommen, ja. Ein Bild von dem, was die Person entscheidet (!), auf Social Media von sich zu präsentieren. Aber richtig kennen können wir sie via Social Media nicht.

Und genau da fängt das Problem eigentlich auch schon an. Wir meinen, uns ein Urteil über jemanden erlauben zu können, obwohl so vieles über diese Person im Verborgenen liegt. Wir stecken Leute in Schubladen, beleidigen, canceln – obwohl wir vielleicht nur einen einzigen Kommentar gelesen haben. Oder einen nicht mit Bedacht gewählten Emoji zugeschickt bekommen haben. Ihr erinnert euch …

Jemanden auf Social Media zu sehen, mit dem wir nicht konfrontiert werden wollen, kann negative Gefühle auslösen. Umso wichtiger ist es, dass wir gezielt auswählen, wer in unserem Feed erscheint. Denn wir haben nur bedingt Einfluss darauf, was wir wann und wie häufig dort angezeigt bekommen. Denn ehe wir uns versehen, werden wir vom Algorithmus täglich oder sogar stündlich mit einer Person bespielt, die wir eigentlich gar nicht leiden können, sehen wollen oder der wir nicht folgen möchten. Wir müssen uns also überlegen, ob wir uns diesen Gefühlen aussetzen wollen. Will ich diese Person und damit diese negative Energie weiterhin in meinem Leben haben? Interessiere ich mich auf wohlwollende Weise für ihre Inhalte? Tut mir das Anschauen ihrer Posts gut?

In 99 Prozent der Fälle werden die Antworten auf diese Fragen dafürsprechen, der Person zu entfolgen oder sie zumindest stummzuschalten, wenn die Plattform dies ermöglicht. Bei Instagram geht das zum Beispiel, indem man lange auf die Story einer Person klickt – es erscheint dann ein Fenster, in dem die Aktion »Stummschalten« vorgeschlagen wird. Dankt mir später dafür! So habe ich es geschafft, meine größte »Feindschaft« zu überwinden, und bin mittlerweile wieder in der Lage, positive Gedanken gegenüber dieser Person hegen zu können.

Diese Person war, bevor wir keinen Kontakt mehr hatten, eine meiner engsten Freund:innen und Wegbegleiter:innen. Die sozialen Medien haben uns zusammengebracht – und so schrieben wir täglich, ob privat oder beruflich. Treffen waren selten, da wir nicht in derselben Stadt wohnten, aber wenn wir uns sahen, dann war das fast immer ein Fest. Es ist über die Jahre dann leider einiges zwischen uns schiefgelaufen, und ich habe irgendwann angefangen, negative Gefühle zu entwickeln, wenn ich ihre Inhalte sah. Die Person tat mir nicht gut, also tat es ihre Präsenz auf Social Media auch nicht. Aber damals war sie noch ein wichtiger Teil meines Lebens, ich konnte sie und ihre Inhalte nicht einfach nicht konsumieren.

Heute weiß ich: Das stimmt nicht. Damals aber litt ich bei jeder neuen Story, jedem Bild, jedem Video. Ich sah, wie anders (als im realen Leben und als ich) sie war, und hatte das Gefühl, dass sie in allem besser und beliebter war. Das tat weh. Und das Schlimme dabei: Ich nahm diese Gefühle auch abseits von Social Media in mein Leben auf. Jeder Gedanke an sie schmerzte so sehr, dass es meinen Alltag überschattete. Es dauerte Monate, bis ich mir eingestand, dass ich nur wieder richtig frei von ihr und meinen negativen Gefühlen werden konnte, wenn ich mir ihre Inhalte nicht mehr auf Instagram ansah. Schließlich stellte ich sie schon Monate vor unserem letzten Kontakt auf stumm.

Entfolgen, das traute ich mich nicht. Das wäre ein zu krasser Schritt gewesen. Das endgültige Urteil, dass diese Person mir egal ist. Aber ungefähr ein Jahr Stille durch die Stummschaltung später und ich hatte sie fast komplett aus meinem Leben verbannt. Ich hatte mich entschieden, nicht mehr zu leiden und keine negativen Gefühle mehr zu produzieren. Ich handelte. Und ganz nach dem Motto »Aus den Augen, aus dem Sinn« verschwand sie aus meinen Gedanken. Irgendwann waren sie und unsere gemeinsame Geschichte mir dann so egal, dass ich es tat: Ich entfolgte ihr. Und es gab keinen großen Aufschrei, sondern ich war einfach frei. Ich hatte in meinem Leben für Ordnung gesorgt. Vor Kurzem hatten wir wieder Kontakt. Es war nett, wohlwollend und kurz. Aber vor allem tat es nicht weh. Und wieder einmal sehen wir, dass soziale Medien beides sein können. Sie haben uns zusammengebracht und gemeinsam Großes schaffen lassen. Sie haben uns und unsere Freundschaft aber auch zerstört und mich über Jahre wie eine Geisel im Gefühlskäfig gefangen gehalten.

Hier ist ausnahmsweise wegschauen besser als hinschauen.

Wir müssen nicht alles sehen. Nicht von den Menschen, die wir kennen, nicht von den Menschen, die wir nicht kennen. Nicht von denen, die wir mögen, nicht von denen, die wir nicht mögen. Was wir brauchen, ist eine gesunde Gleichgültigkeit. In ihrem Song *I forgot that you existed* singt Taylor Swift sehr passend: Es ist nicht Liebe, es ist nicht Hass, es ist einfach Gleichgültigkeit. Konzentriert euch auf die Menschen, die ihr liebt, die Dinge, die ihr gern macht, und die Inhalte, die euch mit Glück erfüllen. Und verbannt alles, was schlechte Gefühle bei euch auslöst. Ich verspreche: Ihr werdet es nicht vermissen.

Übung

Mache eine Liste von allen Menschen und Accounts, deren Inhalte du nicht zu 100 Prozent gern konsumierst. Überlege dir dann, ob du diesen Menschen nicht lieber entfolgen möchtest.

Liebe: Swipe right

Liebst du schon oder schreibt ihr noch? | Nora

ICH BIN GERADE VERLIEBT. So richtig verliebt. Ich würde sagen, so verliebt war ich noch nie. Die Person weiß nur nichts davon. Oder vielleicht doch? Ich habe ihr zumindest sehr viele Zeichen gegeben – über Social Media. Womit wir mitten im Thema sind.

Hallo, ich bin Nora und mit 25 Jahren noch nicht weiter als mit zwölf. Soziale Medien waren schon immer mein Schutzschild, wenn es um die Kommunikation mit einem Schwarm ging. Für mich als introvertierte, nicht mutige Person sind sie eine Chance, mich hinter dem Bildschirm zu verstecken und Textzeilen sprechen zu lassen. Oder Songtexte. Oder Bilder. Oder Likes. Ich muss an dieser Stelle einmal selbst über mich lachen, denn es hat sich wirklich nichts verändert. Leider. Man könnte meinen, mit Mitte zwanzig würde man sich die eine oder andere Aktion auch im Real Life zutrauen. Nope, nicht ich. Aber zu meiner Verteidigung: Es hat bis jetzt immer funktioniert. Bei jeder meiner drei Beziehungen waren soziale Medien der Zündstoff, der am Ende alles zum Laufen gebracht hat.

Ich konnte schon immer besser schreiben als reden. Ich war mutiger, wenn ich Zeit hatte, mir Formulierungen zu überlegen. Lustiger. Charmanter. Ich konnte einfach besser rüberbringen, wer ich bin und was ich der Person sagen wollte. Denn die Angst vor der direkten Konfrontation, vor der direkten Antwort, die war nicht da. Ich konnte mein Gesicht wahren. Den Schein auch. Mittlerweile bin ich sogar unsicherer geworden. Gerade wenn mir eine Person so wichtig ist, spreche ich fast jede Nachricht, die ich abschicke, zuvor mit Freund:innen ab. Das sieht dann ungefähr so aus:

Liebe den smiley 💅

❤️

Ok raus damit

Oder Wait soll ich den letzten Satz noch bissl umstrukturieren

Oh Gosh Lea ich bin so anstrengend I know

Haha ich bin genauso 😂

Wie willst du ihn denn umstrukturieren?

Iwie cooler machen

Mein Tipp: Suche dir Freund:innen, die das aushalten. Haha! Nein, aber im Ernst: Danke, Lea.

Dass dieses Hinter-dem-Smartphone-Verstecken nicht normal ist, habe ich nach drei Monaten Katz-und-Maus-Spiel nun gemerkt. Und ich bereue, dass ich ihm nicht von Anfang an aufrichtig gesagt habe, was ich fühle. Klar, ich hätte eine Abfuhr kassieren können. Aber das wäre immer noch besser, als jetzt so im Ungewissen zu sein. Ich meine … ich sehe uns in meinen Träumen zwar schon vorm Traualtar, aber ich würde jetzt gern mal an den Punkt kommen, dass *wirklich* etwas passiert. Etwas, das abseits von Instagram und WhatsApp stattfindet. Oder TikTok. Gestern habe ich mein erstes TikTok gepostet. Nina Chuba hat ein Snippet von ihrem Song *Sakura* veröffentlicht. Diese paar Zeilen zusammen mit der Melodie drückten einfach eins a aus, wie ich mich fühlte. Ich brach also kurz mein Instagram- und TikTok-Detox ab und nahm ein Video auf, bei dem ich selbst diesen Song synchronisierte, also meine Lippen dazu bewegte. Und da man auf TikTok nicht sehen kann, wer das Video anschaut, postete ich es auch auf Instagram. Und: Er hat es gesehen. Aber hat er auch eins und eins zusammengezählt und herausgefunden, dass er mit diesen Worten gemeint ist?

So spaßig diese kleinen Aktionen sind, so sehr können sie sich auch ziehen. Ich habe dadurch zwar das Gefühl, kurz etwas proaktiv zu machen und mich in sein Gedächtnis zu rufen – aber dass ich in ihn verliebt bin, habe ich ihm damit nicht gestanden. Und geschrieben hat er mir daraufhin auch nicht. Im schlimmsten Falle denkt er vielleicht sogar, jemand anderes sei gemeint. Also: Es führt kein Weg daran vorbei, ich muss offen mit ihm kommunizieren. Aber ein »Hi, na, wie geht's?« tut es nach all diesen Wochen einfach nicht mehr. Es hat sich so viel Ungesagtes angestaut, dass ich explodieren könnte. Selbst schuld. Ich nehme mir daher ein Beispiel an meinem jüngeren Hau-drauf-Ich: Einfach machen *hust* beziehungsweise schreiben.

HIER SIND *IHRE* TIPPS:

- Hab keine Angst vor Abweisung. Schreibe das, was du fühlst. Wenn du dein authentisches Selbst bist, dann hast du nichts zu verlieren, sondern gewinnst an Klarheit, egal wie die Antwort ausfällt.
- Sei eindeutig. Du ärgerst dich, wenn etwas falsch interpretiert wird. Statt »Wollen wir uns auf einen Kaffee treffen?« schreibe »Ich würde dich gern sehen. Hättest du Lust, dich auf einen Kaffee zu treffen?«
- Lachen ist immer gut. Schicke lustige Nachrichten und Bilder/Screenshots und stelle eine Verbindung zwischen euch her. Nichts schmeichelt mehr, als zu wissen, dass die andere Person an einen gedacht hat, wenn sie durch ihren Feed scrollt.
- Schreiben ist gut, telefonieren ist besser, treffen ist am besten. Oder willst du für immer eine 2-D-Beziehung führen?
- Schicke bloß keine Nacktbilder, um die Aufmerksamkeit der anderen Person zu erhalten! (Mehr dazu später.)

Zwischen diesen Tipps und den Worten, die ihr gerade lest, liegt eine Woche. Ich sag mal so: Ich habe den Fehler gemacht und geschaut, wem er Neues auf Instagram folgt. Anscheinend wird das immer ganz oben angezeigt, das wusste ich vorher nicht. Auf jeden Fall habe ich einen Kommentar von ihm unter einem Reel gelesen, was ich lieber nicht hätte tun sollen. Und los ging die Abwärtsspirale. Es könnte mir eigentlich egal sein, dass er ihre Kunst oder ihre Brüste (was davon genau, das kann ich nicht so richtig deuten) »voll gut«

findet, aber in diesem Moment bekam ich Torschlusspanik. Was, wenn ich zu lange gewartet habe, um einen Move zu machen? Und er jetzt gedanklich und wortwörtlich schon bei einer anderen ist?

Auch nervte es mich, dass ich anscheinend gar nicht mehr spontan tickte. Jede Nachricht war geplant und (mehr oder weniger) gut durchdacht. Ich wünschte mir etwas Zufälliges, das mir einfach so in den Schoß fällt. Und das tat es. Nach einem Wochenende voller kreisender Gedanken lag ich endlich ruhig in meinem Bett und hatte Frieden damit geschlossen. Ich las in einem Buch, und auf einmal stand da: sein Nachname. Und das ist nicht irgendein gängiger Nachname, den viele tragen. Nein. Das ist ein ganz besonderer Name. Und der stand in diesem Buch. Ich machte direkt ein Foto und schickte es Lea: »I can't make this sh*t up«, schrieb ich. »Ich kann mir diese Dinge nicht ausdenken.«

In dieser Sekunde realisierte ich: Das war die spontane Sache, auf die ich die ganze Zeit gewartet hatte. Das war ein Zeichen. Und mich ergriff der Mut, den ich mir die ganze Zeit gewünscht hatte. Ich setzte kurz darauf eine Nachricht mit der abfotografierten Buchseite an ihn ab, zwei Minuten später antwortete er bereits. Und es war ernüchternd. Tut mir leid, ich hätte gern eine schönere Story für euch gehabt, aber das sollte wohl nicht *der* Moment werden. Stattdessen war das Ganze kühl und nach einem »Daumen hoch« von mir als Reaktion auf seine nicht zufriedenstellende Antwort schon vorbei. Lea und ihr Freund erlebten das übrigens live mit, denn ich hatte sie natürlich direkt per FaceTime angerufen, als ich die Nachricht abgeschickt hatte. Und was vor drei Monaten so magisch begonnen hatte, wurde von mir nun stillgelegt.

Ich hatte einfach keine Kraft mehr. Denn zwischenmenschliche Beziehungen über Social Media zu pflegen, kann verdammt anstrengend sein. Und ich bin ausgelaugt nach all dem Gewarte und Gestalke und Sich-Kopf-Gemache. Es sollte einfach (noch) nicht sein. Und das ist okay. Jetzt habe ich begriffen, dass das vollkommen in Ordnung ist. Nur bin ich es gewohnt, dass immer alles sofort passiert. Wie auf der For You Page bei TikTok muss in meinem Leben alles ganz schnell gehen. Wisch und weiter, zum Verarbeiten bleibt keine Zeit. Dabei ist das wahre Leben eher wie ein YouTube-Video, das sich auch mal zieht. Und wisst ihr was? Das ist eh schöner.

Aus irgendeinem Grund (oder tiefster Intuition) weiß ich, dass wir noch zueinanderfinden werden. Und mein Wunsch wäre, dass soziale Medien dabei keine große Rolle spielen. Vielleicht ruft er mich einfach an oder wir treffen uns zufällig auf der Straße. Ich werde berichten …

Maximaler Reinfall | Lea

Als ich jung war, gab es vor allem zwei Dinge, die Erwachsene in meinem Umfeld am Verhalten von uns Teenagern nicht verstanden: Erstens behaupteten sie gern, dass man sich in diesem Alter nicht wirklich verlieben kann. Zweitens fanden sie es im Allgemeinen völlig unverständlich, dass man Freundschaften oder Beziehungen zu fremden Personen im Internet aufbauen kann. Wenn ich ihnen also von Max erzählt hätte, hätten sie bestimmt gesagt: »Du weißt doch gar nicht, wer das ist« oder »Das ist wirklich gefährlich, Lea«. Deswegen habe ich die Sache für mich behalten. Das Motto meines 13-jährigen Ichs: nichts sagen, das erspart lästige Diskussionen mit Leuten, die einen sowieso nicht verstehen. Das hat eigentlich immer gut funktioniert.

Wenn ich heute an Max denke, erinnere ich mich sehr gut an das warme, kribblige Gefühl, die flatternden Schmetterlinge in meinem Bauch und das ständige Lächeln auf meinem Gesicht. Die nervöse Vorfreude, die stundenlangen Chat-Gespräche. Also ja, ich war mit meinen 13 Jahren das erste Mal bis über beide Ohren verknallt, und ja, es war jemand aus dem Internet. Ehrlich gesagt weiß ich nicht mehr, wie er in meiner schülerVZ-Freundesliste aufgetaucht ist, aber plötzlich war er da. Wir teilten gemeinsame Freund:innen, interessierten uns für ähnliche Dinge und wohnten in derselben Stadt, sodass ich mich fragte, wie ich ihn erst jetzt hatte entdecken können. Ich klickte auf sein Profil, und mein Blick wanderte direkt zu seinem Bild. Er lächelte verschmitzt in die Kamera: grünblaue Augen, Sommersprossen und zerzauste dunkelbraune Locken. Ich wusste direkt: *Ich muss ihn kennenlernen. Doch wie gelange ich möglichst unauffällig auf seinen Radar?* Natürlich hätte ich ihn einfach anschreiben können, allerdings war mir ein »Hey, wmds (was machst du so)?« zu nichtssagend. Ich musste es schaffen, dass er ganz beiläufig auf mich aufmerksam wurde. Also tat ich das, was ich immer tue, wenn ich auf möglichst unauffällige Weise das Interesse von jemandem erregen will.

Heute würde ich vermutlich »aus Versehen« auf seine Story reagieren oder das ein oder andere Bild von ihm liken. Damals *gruschelte* ich ihn an. Das ist nicht eine undeutliche Art des Redens, ein aufdringliches Aneinanderschmiegen oder das Durchwühlen seiner privaten Gegenstände. Die Funktion des *Gruschelns* war ein digitales Winken auf schülerVZ, das in den Benachrichtigungen der anderen Person angezeigt wurde, die aber, ähnlich wie das *Anstupsen* auf Facebook niemand wirklich nutzte. Außer mir, wenn ich so tun wollte, als wäre ich versehentlich auf den Gruschel-Knopf gekommen. Nicht sehr geistreich, aber ich fuhr damit eine ziemlich gute Erfolgsquote. Ein paar Stunden später blinkte eine Nachricht in meinem *Plauderkasten* auf: »Hey, kennt man sich?« – auch nicht besonders kreativ von ihm, aber mein Trick hatte funktioniert.

Unsere anfängliche Schüchternheit während des Schreibens verflog schnell. Der Small Talk war schnell abgehakt, und wir verloren uns in Geschichten aus unserer Kindheit, redeten über unsere Lieblingsmusik, Videos, die uns zum Lachen brachten, und natürlich die Liebe. Ich sollte ihm meinen Traummann beschreiben und nannte fast ausschließlich Merkmale, die er besaß. Verständnisvoll, gebildet, witzig und tiefsinnig sollte er sein. Eine Person, mit der man einfach eine gute Zeit hat. Und natürlich sollte er – wie es der Zufall eben will – dunkelbraune Locken, grünblaue Augen und Sommersprossen haben. Meine subtilen Hinweise überging er gekonnt, doch ich wusste, dass er sie verstanden hatte. Es vergingen Wochen, in denen ich mit einer Gutenmorgennachricht von ihm auf meinem Handy aufwachte und mir mit einem Gutenachtlied von ihm abends die Augen zufielen. Auf dem Weg von der Schule nach Hause summte ich *Adore You* von Lil Rain (einen Song, den er mir gezeigt hatte), überlegte, was er wohl heute erlebte, und freute mich schon darauf, mit ihm zu schreiben. Es war so leicht, so unbeschwert.

Doch so offen Max in unseren Gesprächen war, desto zurückhaltender wurde er, wenn ich ihn auf ein gemeinsames Treffen ansprach. Wieso wollte er mich nach drei Monaten noch immer nicht im echten Leben sehen? War es ihm peinlich, mit mir gesehen zu werden? War er einfach schüchtern? Hatte ich etwas Falsches gesagt? Ich zerbrach mir den Kopf, bekam aber keine Antwort. Was ich stattdessen bekam, war

Distanz. Je häufiger ich ihn um ein Treffen bat, desto abweisender wurde er. Wir schrieben nicht mehr jeden Abend. Er meldete sich manchmal tagelang nicht. Und dann hörte ich gar nichts mehr von ihm. Keine aufmerksamen Nachrichten, in denen er mir mitteilte, dass er an mich dachte. Funkstille. Die Gläser meiner rosaroten Brille changierten in ein dunkles Grau. Von den Höhen des Liebesglücks stürzte ich im Sturzflug tief in einen Abgrund der Traurigkeit, und es war vorbei. Es hatte nicht sein sollen.

Einige Wochen später hörte ich in der Sportumkleide, wie Stella aus meiner Parallelklasse ihrer besten Freundin Anna von ihrem neuen Schwarm erzählte. Sie kannten sich von schülerVZ und schrieben seit zwei Monaten täglich. Die Beschreibungen von ihren digitalen Gesprächen passten zu dem, was ich mit Max erlebt hatte, und ich dachte unausweichlich an ihn. Er fehlte mir. Wie konnte jemand, der einem einst so nah war, so fremd werden? »Er schickt mir die ganze Zeit Lieder, die ihn an mich erinnern«, schwärmte Stella und zeigte ihrer Freundin Fotos von ihrem Angebeteten. Ich versuchte – neugierig wie ich bin –, einen Blick auf ihr Smartphone-Display zu erhaschen, aber saß zu weit weg. »Cuuute! Ihr passt richtig gut zusammen. Max und Stella klingt auch total süß«, erwiderte Anna. Ich hielt beim Zusammenknoten meiner Schnürsenkel inne und zuckte unmerklich zusammen. Max? Das wird doch nicht etwa … Vielleicht war es ja ein anderer Max. Es musste ein anderer Max sein. Doch dann hörte ich plötzlich, wie Stella eine mir nur allzu bekannte Melodie summte – es war *Adore You.*

In der nächsten Woche schaffte ich es vor Liebeskummer nicht aus dem Bett. Was hatte ich bloß falsch gemacht? Ich las jede Nachricht in dem Chatverlauf mit Max wieder und wieder und suchte nach Fehlern. An der ein oder anderen Stelle hätte ich etwas Lustigeres schreiben können, etwas Geistreicheres, einfach Interessanteres. Aber die Antwort, wieso er mich nicht liebte, fand ich nicht in den alten Chatverläufen. Ich fand sie auch nicht zwischen den Zeilen. Es war einfach so. Ich musste das erste Mal lernen, etwas zu akzeptieren, selbst wenn ich es nicht verstand. Und das tat verdammt weh. Irgendwann durchbrach der Klingelton meines Handys mein Schluchzen. Mit schwachen Fingern und ohne zu sehen, wer gerade anrief, ging ich ran. »Hey«, sagte meine beste Freundin und erzählte mir, was ich in der Schule verpasst hatte. Irgendwann erwähnte sie ganz beiläufig: »Heute war Stella mit ihren Eltern und der Polizei beim Direktor, weil sie anscheinend monatelang mit einem Jungen geschrieben hat, der sich bei ihrem ersten Treffen als alter Mann entpuppte.« Ein dicker Kloß bildete sich in meinem Hals. Ich war mit meinen 13 Jahren das erste Mal bis über beide Ohren verknallt gewesen – und mein Schwarm »Max« war ein fünfzigjähriger Mann aus dem Internet. Ich war auf ein Fake-Profil reingefallen.

WIE IHR EIN FAKE-PROFIL IM INTERNET ERKENNT:

- Falls du eine Person nicht im echten Leben kennst, **überprüfe** ihr Profil:
- Suche den **Namen** der Person in Kombination mit ihrem **Wohnort** in einer Suchmaschine deiner Wahl, um mehr Informationen über sie zu erhalten. Passen die Angaben zu dem, was du über sie weißt?
- Checke die **Kontakte** der Person. Sehen die Profile der Freund:innen echt aus?

- Lasse die **Bilder** der Person durch eine **Rückwärtssuche** laufen. Das ist eine Funktion, mit der man nach ähnlichen oder identischen Bildern im Internet suchen kann. Dazu kannst du etwa einen Screenshot hochladen oder die URL eines Bildes eingeben. Google überprüft dann die Datenbank nach ähnlichen Bildern und zeigt an, ob es online bereits woanders aufgetaucht ist. So kannst du sehen, ob das Bild schon öfter verwendet wurde, beispielsweise für andere Profile.

- Behalte im Hinterkopf, dass Apps wie Snapchat oder Instagram **manipuliert** werden können. Diese Erfahrung habe ich leider gemacht, als ich mit 17 Jahren »Paul« über Tumblr kennengelernt habe. Selbst wenn es so aussieht, als wäre ein Bild oder ein Video live aufgenommen, ist das nicht immer der Fall. Und es gibt auch Apps, die eure Snaps auf dem Endgerät einer anderen Person abspeichern können.

- **Videochats und Telefonate** sind eine prima Option, um herauszufinden, ob die Person, mit der ihr chattet, echt ist. Aber Vorsicht: Angesichts der Entwicklung von künstlicher Intelligenz ist dies in Zukunft möglicherweise keine Garantie mehr für die tatsächliche Existenz der Person.

- Vereinbart ein **persönliches Treffen** (sofern dies möglich ist). Wichtig hierbei: Verabredet euch das erste Mal an einem gut besuchten Ort, damit du sicher bist. Außerdem ist es sinnvoll, einem:r Freund:in mittzuteilen, wo und wann ihr euch seht. Hier kannst du die Vorteile der digitalen Welt für dich nutzen und zusätzlich deinen Standort via Messenger mit deiner Vertrauensperson teilen. Better safe than sorry!

Es ist *heartbreaking,* wenn man monatelang mit einer Person chattet, die in Wirklichkeit gar nicht existiert. Wem trauert man dann überhaupt hinterher? Letztlich der eigenen Vorstellung von jemandem, den es nie gab. Ist es nicht oft so, dass wir uns in die Illusion eines Menschen verlieben und am Ende merken, dass all das, was wir an der Person so interessant fanden, eigentlich das war, was wir uns in unserem Kopf ausgemalt haben?

Trotzdem fühlte es sich bei Max anders an – zwischen all die Enttäuschung und die Scherben des Verliebtseins mischte sich die Scham darüber, dass ich auf ihn hereingefallen war. Wie hatte ich bloß so naiv sein können? Bis heute habe ich aufgrund dieser Selbstvorwürfe mit niemandem über meine Erfahrungen gesprochen. Und das machte alles nur umso schlimmer. Wenn dir das also auch passiert ist oder passieren sollte – was ich nicht hoffe –, darfst du die Schuld keinesfalls bei dir suchen. Es ist nicht dein Fehler, dass jemand deine Verletzlichkeit ausgenutzt hat. Du warst es nicht, die mit menschlichen Gefühlen gespielt hat. Du musst da nicht allein durch. Vertraue dich einer nahestehenden Person an. Vielleicht kannst du dadurch sogar verhindern, dass jemand anderem das Gleiche widerfährt.

Und falls ihr erfahren wollt, wie es mit Max weiterging: gar nicht. Nachdem die Polizei auf die Geschichte aufmerksam wurde, waren seine Profile genauso schnell verschwunden, wie sie aufgetaucht waren. Er tauchte ab in die Tiefen des Internets und wurde – zumindest unter dieser falschen Identität – nie wieder gesehen. Ob er hinter einem anderen Profil seine Untaten fortsetzt, bleibt ungewiss.

Sex: Risky Pictures & nackte Tatsachen

In the Mood for a Nude | Lea

ES IST KURZ VOR ZWÖLF. Ich liege gelangweilt im Bett und starre an meine weiße Raufasertapete. Ein lauter Ton durchbricht meine Gedanken und lenkt meine Aufmerksamkeit auf die Benachrichtigung, die gerade auf meinem Bildschirm auftaucht. Ein Snap von Benjamin, wie er oberkörperfrei vor seinem Badezimmerspiegel steht. Ich schicke drei Flammen, obwohl ich das eigentlich nicht mehr machen wollte. Ben war mein jahrelanges On & Off, mein großes Vielleicht, mein Beinahe. Aber keiner von uns war bereit, seine alten Geister loszulassen, und so enttäuschten wir uns gegenseitig immer wieder. Deswegen war meine Reaktion keine gute Idee, wohlwissend, dass am Ende einer von uns verletzt werden würde. Doch bei dem Gedanken, was sich unter dem lose um seine Hüften geschwungenen Handtuch verbirgt, wird mir kribbelig und warm.

Geistesabwesend tippe ich diese Gedanken in den Chat. Bevor ich das bereuen kann, blinkt schon ein verschmitztes »Soll ich es dir zeigen?« auf meinem Display auf, und ohne meine Antwort abzuwarten, erhalte ich ein dunkelrotes Kästchen, hinter dem sich ein nur für mich bestimmtes Geschenk verbirgt. Mit zittrigen Händen klicke ich darauf und sehe sein bestes Stück in seiner vollen Pracht. »Jetzt du.« Fuck, darauf bin ich gerade gar nicht vorbereitet. Hektisch laufe ich zu meiner Kommode, krame meine rote Spitzenunterwäsche hervor, bürste schnell durch meine unordentlichen Haare und trage den Lipgloss auf, von dem ich weiß, dass er ihn liebt. Es ist ein Spiel gegen die Zeit, ich lege mich auf mein Bett und versuche, ganz spontan zu wirken. Als würde ich immer verwegen und allezeit bereit in meiner Fick-mich-Unterwäsche herumliegen. »Mehr«, will Benjamin. Und ich gebe ihm mehr. Erst fällt mein BH zu Boden und dann der Rest. Vernünftig ist das nicht, und in dem Moment, in dem mein Blut wieder oberhalb meines Bauchnabels fließt, überdenke ich meine Entscheidung. Vielleicht hätte ich lieber weiter die Raufasertapete anstarren sollen.

MEINE TIPPS ZUM NACKTBILDER-VERSENDEN:

- **Verzicht ist besser als Reue.** Es gibt keinen absolut risikofreien und sicheren Weg, intime Bilder über das Internet zu teilen. Es kann alles passieren – selbst wenn der:die Empfänger:in die Bilder nicht weiterleitet, könnte dessen:deren Handy gehackt werden, wodurch auch deine vertraulichen Aufnahmen in falsche Hände geraten. Die vernünftigste Option ist es daher, überhaupt keine freizügigen Bilder von dir zu verschicken.

- Falls du dich dennoch dazu entscheidest, Nacktbilder zu versenden:

- Überlege gut, wem du Nacktbilder von dir schickst. Du solltest der Person vertrauen, dass sie die Bilder nicht weiterleitet oder ins Internet stellt – selbst wenn es mal Streit zwischen euch geben sollte.

- **Achte darauf, dass man dich auf den Bildern nicht erkennt.** Ich versende Nacktbilder nur ohne mein Gesicht, sodass im schlimmsten Fall niemand erkennt, dass ich es auf dem Foto bin. Solltest du auffällige Tattoos oder Muttermale haben, achte darauf, dass man von ihnen nicht auf deine Identität schließen kann.

- **Überlege, welche Plattform du für die Bilder nutzen möchtest.** Snapchat gibt an, dass sie privat versendete Bilder sofort von ihren Servern löschen, sobald sie von allen Empfängern gesehen wurden. Die Meta-Plattformen sind in ihren Datenschutzerklärungen nicht so eindeutig, vielmehr räumen sie sich eine zeitlich begrenzte Lizenz an der Nutzung deiner Bilder ein. Gib also acht: Nicht, dass du eines Tages deine privaten Fotos in Übergröße am Times-Square hängen siehst ;)

- **Frage dein Gegenüber, ob es für ihn oder sie okay ist, Nacktbilder von dir zu bekommen.** Erfrage immer die Zustimmung der anderen Person für den Empfang deiner Bilder. Und beachte: Ein NEIN ist ein NEIN. Ungefragt Nacktbilder zu versenden ist superuncool und übrigens strafbar. Das gilt für Frauen und Männer gleichermaßen.

Als ich mit zwölf Jahren das erste Mal ungefragt ein Nacktbild erhalten habe, lag ich nicht verwegen in meinem Bett, sondern saß mit meinem Stiefvater am Abendbrottisch. Ein paar Stunden zuvor hatte ich ein neues Facebook-Profilbild hochgeladen, sodass ich in der Hoffnung auf Reaktionen nervös auf mein Display starrte. Neben lieben Kommentaren und blauen Daumen sah ich eine Nachricht von Domenik. Wir kannten uns seit der Grundschule, hatten seitdem allerdings nicht viel miteinander zu tun gehabt, sodass ich mich wunderte, als sein Name in meinen Benachrichtigungen aufblitzte. Nichts ahnend klickte ich auf die Nachricht und erblickte seinen Penis, aus dessen Spitze milchig-weißes Sperma auf ein ausgedrucktes Foto tropfte. Als ich registrierte, dass es sich bei dem Ausdruck um mein frisch hochgeladenes Profilbild handelte, wurde mir schlagartig übel. Ich löschte die Nachricht und blockierte Domeniks Profil.

WAS DU GEGEN UNAUFGEFORDERTE SEXUELLE INHALTE UNTERNEHMEN KANNST:

- **Blockieren & Melden:** Das sind die Hilfsmöglichkeiten, die dir von den Social-Media-Plattformen zur Verfügung gestellt werden. Mit dem Blockieren sorgst du dafür, dass du selbst keine Inhalte mehr von der Person erhalten kannst, und durch das Melden wird deren Profil überprüft und unter Umständen sogar gesperrt.

- **Beweise sichern & zur Anzeige bringen:** Das ungefragte Zusenden von Nacktbildern ist in § 184 Abs. 1 StGB unter Strafe gestellt. Dem:r Täter:in droht eine Geld- oder Freiheitsstrafe von bis zu einem Jahr. In vielen Bundesländern kannst du ganz einfach online Anzeige erstatten. Sichere also die Bilder mithilfe von Screenshots und zeige das Verhalten an.

- **Deine Nachrichteneinstellungen überprüfen:** Du kannst auf den meisten Plattformen einstellen, wer dir Bilder und Nachrichten senden darf. Erwäge abzustellen, dass dich fremde Menschen kontaktieren dürfen, sodass du zumindest von diesen nicht ungefragt mit Nacktbildern konfrontiert werden kannst.

Doch so einfach, wie sich das Bild aus meinen Nachrichten löschen ließ, ließ es sich nicht aus meinen Gedanken löschen. Immer wieder blitzte es vor meinem geistigen Auge auf und hinterließ ein angeekeltes Gefühl. Leider sollte mir dieses Gefühl noch öfter begegnen, zum Beispiel, als mir der zehn Jahre ältere Betreuer einer Jugendreise nach Südfrankreich eine E-Mail mit aufwendig inszenierten Bildern seines nackten Körpers schickte oder mir wildfremde Männer ihre geraden, großen, kleinen und krummen Penisse ungefragt in meinen Instagram-Direktnachrichten hinterließen. Nackte Männer gehören zu meiner Onlinepräsenz leider genauso dazu wie Spam-Mails zu meinem E-Mail-Posteingang. Daneben wirken Angebote, mein Sugardaddy oder Putzsklave zu sein, fast schon harmlos.

Polaroid- und Fußbilder | Nora

Mama, Papa, Brüder – bitte schaut bei diesem Kapitel weg, ja? So – nun, da wir unter uns sind, kann ich alles auspacken. Die Wahrheit ist: Ich schließe mich allem, was Lea gesagt hat, an. Ich habe Bilder verschickt, die ich heute bereue. Die ich im Moment des Verschickens schon bereut habe. Aber ich wollte die Herrschaften (ja, es waren mehrere) nicht enttäuschen, und so lieferte ich ihnen, was sie haben wollten. Zwar sah man nie mehr, als ich nicht auch am Strand gezeigt hätte, und doch fühlte es sich falsch an, sich so zu präsentieren, sich wortwörtlich »nackt« zu machen.

Es ist etwas anderes, wenn man sich als volljährige Person dazu entschließt, sich freizügig zu zeigen. Dann hat man wahrscheinlich auch kein Problem damit, dass diese Zeilen von der eignen Familie gelesen werden. Aber ich war nicht ganz so ungeniert – im Gegenteil, ich war sehr bedacht darauf, was ich von meinem Körper ins Internet stellte, denn eines wusste ich: Das Internet vergisst nichts. Hoffen wir, dass meine Ex-Freunde die Bilder gelöscht haben.

Würde ich heute noch mal sexy Bilder verschicken wollen – und daran ist als Person über achtzehn ja nichts Verwerfliches –, dann würde ich wahrscheinlich ein Polaroid-Bild machen und es ihm per Post nach Hause schicken oder in das Buch legen, das er gerade liest. Das ist so ziemlich der einzige Tipp, den ich euch dazu geben kann.

Wenn wir schon bei sexy Bildern sind, lasst mich gleich noch **OnlyFans** ansprechen. Eine Plattform, von der sicher die meisten schon gehört haben und die vor allem in Bezug auf »spicy« Inhalte beliebt ist. Genau genommen ist es eine Plattform, auf der Personen für die Inhalte, die sie sehen wollen, und die Creator:innen, denen sie folgen möchten, bezahlen. Den Ansatz finde ich an sich gut, denn es ist viel zu normal geworden, dass Kreative auf Social Media sozusagen kostenlos arbeiten und ihre Leistungen anbieten.

Geld bekommt man auf OnlyFans übrigens mitunter nicht wenig – für anzügliche Videos und Fotos kassieren die Creator:innen mit den meisten Follower:innen teilweise Tausende oder Millionen (!) von Euros. Aber das sind tatsächlich die wenigsten. Für viele andere ist es eher ein Taschengeld, das dazuverdient werden kann. Und das Schöne: Produziert wird nur, was man produzieren will. Man spielt nach seinen eigenen Regeln. So wird die Macht über den eigenen Körper zurückgewonnen. Ich habe mir auch schon das eine oder andere Mal überlegt, ob ich mir nicht durch Fußbilder ein Taschengeld verdienen könnte. Sex ist ein Spektrum von Social Media, und soziale Medien wären nicht soziale Medien, wenn sie nicht für alle etwas anbieten würden.

WICHTIG DABEI IST:

- dass du deine eigenen Vorlieben und die anderer akzeptierst, solange sie im nicht strafbaren Bereich liegen.
- dass du respektvoll gegenüber anderen bist. Akzeptiere Grenzen und fordere nichts ein, was die Person nicht teilen möchte.
- dass du Diskretion bewahrst (zum Beispiel keine Screenshots machst). Was du nicht willst, was man dir tu', das füg auch keinem andren zu.
- konsumiere nur das, was dir freiwillig zugänglich gemacht wird.

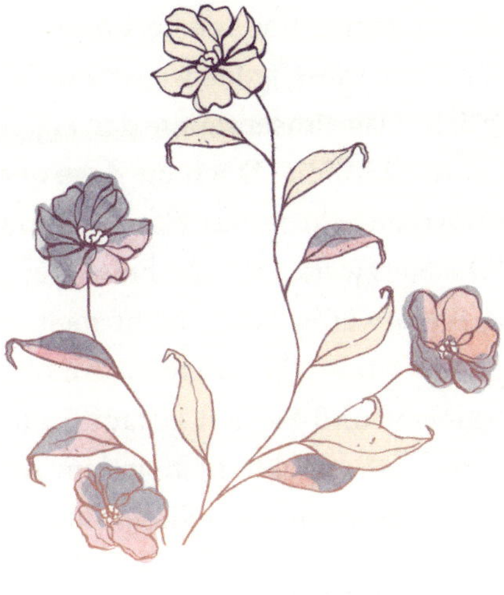

Selbstdarstellung: Wer bin ich, wenn das Handy aus ist? | Nora

ICH MÖCHTE FAST SAGEN: Ich bin ein Social-Media-Kind der ersten Stunde. Und Kind ist hier tatsächlich das richtige Wort. Mit zehn oder elf Jahren entdeckte ich die YouTube-Welt für mich. Zu Instagram kam ich, als Justin Bieber und Selena Gomez es nutzten. Zunächst war ich nur Konsumentin, dann fing ich irgendwann an, auch selbst aktiv zu werden, Bilder von mir und meinem Essen zu posten – was man eben so macht. Und auch wenn ich später zur waschechten Vloggerin – einer Videobloggerin – wurde, so war es mir damals wie heute unangenehm, in der Öffentlichkeit zu filmen und mit meinem Handy zu fotografieren. Dass die Leute denken, ich mache das für Social Media, war mir peinlich.

Vielleicht auch, weil ich es selbst immer etwas befremdlich finde, wenn ich Leute draußen herumposen sehe. Warum um alles in der Welt muss jeder wissen, wohin man gerade auf dem Weg ist? Das Präsentieren der eigenen Person ist wesentlich für Social Media. Doch im Zuge der Monetarisierung der Plattformen wurde das Ganze immer unauthentischer. Sobald die Netzwerke für Werbekunden zur lukrativen Geldquelle wurden, waren Fotos nicht mehr spontan, wurden Shootings und Unternehmungen extra für den spannenden Content geplant und Sachen gekauft, nur um sie in die Kamera zu halten. Ich möchte niemandem seine Kreativität oder seinen Job absprechen, viele dieser Blogger:innen, Vlogger:innen, Influencer:innen und Content-Creator:innen haben sich eine Existenz aufgebaut und unterhalten Millionen von Follower:innen. Das ist toll! Unterhalten zu werden, der realen Welt mal kurz entfliehen zu können ist wichtig. Aber das sture Folgen und Bewundern geht so weit, dass wir vieles gar nicht mehr hinterfragen: den Umweltaspekt bei all den Flügen zu den schönsten Orten der Welt, die Unternehmen, die Billiglöhne bezahlen, um Fast Fashion nähen zu lassen, die Inhaltsstoffe der Shakes, die beworben werden, das Körperbild, welches vermittelt wird. Diese Perfektion, die einfach unrealistisch ist und den Nutzer:innen schaden kann.

Wir alle wollen uns, wenn wir auf Social Media sind, von unserer besten Seite zeigen. Die Hater sind zahlreich, die Beauty-Standards hoch, also will man sich nicht angreifbar machen. Zu schade. Denn dadurch gleichen wir alle einander immer mehr. Schaue ich mir Influencer:innen an, sehe ich kaum noch Variation. Sie alle werben für dieselben Marken, behandeln ähnliche Themen, pflegen ähnliche Feeds und präsentieren ähnliche Styles. Kaum eine:r traut sich noch etwas Neues, denn was trendet, das ist erfolgreich und bringt Geld und/oder Bewunderung.

Doch die Abhängigkeit von Likes und Kommentaren und das Eingehen auf das, was gut ankommt (Spoiler: die Algorithmen der Plattformen haben ihre ganz eigenen Absichten), können sehr negative Auswirkungen auf unsere mentale und physische Gesundheit haben. Ich habe es am eigenen Leib erfahren. Im Strudel der Likes und des leicht verdienten Geldes habe ich immer mehr Wert darauf gelegt, was die Leute von mir denken, und mich mit anderen verglichen. War ich früher vor allem jemand, dem es ein Anliegen war, wichtige Themen anzusprechen, hat mir der Konkurrenzdruck bei vielen oberflächlichen Dingen fast den Spaß an Social Media verdorben.

Mittlerweile kooperiere ich nur noch mit wenigen, ausgewählten Unternehmen und habe die Personen, mit denen ich mich verglichen habe, auf stumm gestellt. Jede:r muss selbst wissen, was die Menschen, denen man folgt, einem geben. Manch eine:r liebt vielleicht sogar den Perfektionismus, da er die Flucht aus der realen Welt ermöglicht. Andere wollen sich geborgen und verstanden fühlen und auch die unperfekten Fotos sehen. Ich habe mittlerweile den Dreh raus, wie ich mich auf Social Media wohlfühle und gleichzeitig ich selbst bleibe.

HIER SIND MEINE GANZ PERSÖNLICHEN REGELN DAFÜR:

- **Radikale Analogfotografie.** Angefixt durch meinen sehr talentierten Bruder, der Hobbyfotograf ist und mir vor ein paar Jahren eine Analogkamera schenkte, knipse ich seitdem völlig unbedarft mit einer Point-and-Shoot-Kamera in der Weltgeschichte herum. Und mit völlig unbedarft meine ich, dass ich meistens von jedem Motiv nur ein Bild schieße – das wird dann entweder etwas oder nicht – und die Bilder nicht nachbearbeite. So entstehen wunderschöne, stimmungsvolle Momentaufnahmen, die rar und echt sind. Und auch mal fehlerhaft. Eben wie ich selbst und das Leben.

- **Kaum Schnitte in meinen YouTube-Videos.** Ich schaue beides gern: Vlogs, in denen einfach stundenlang geredet wird, und Videos, die durchsetzt sind mit Musik, Farbeffekten, Memes und Voiceovers. Ich selbst verzichte größtenteils auf Schnickschnack, setze mich hin, erzähle und stehe wieder auf. Das bin dann einfach nur ich.

- **Ein monatlicher Newsletter.** Ich bin schon seit ein paar Jahren ein Fan von Newslettern in meinem E-Mail-Postfach. Aber 2021 hat mich besonders die Sängerin Lorde dazu inspiriert, selbst einen zu schreiben. Sie verschickt regelmäßig wundervoll geschriebene Textpassagen, Bilder und verschiedene Kleinigkeiten, die sie zum Nachdenken anregen. Sie hat sich fast gänzlich von Social Media abgewandt, und ich empfand das als sehr inspirierend. Soziale Medien, so erzählte sie in einem Interview, rauben ihr Zeit und Aufmerksamkeit. Wie schön ist es doch, einfach draußen in der Natur zu sein und das Leben zu genießen! Touché. Ich schrieb also drauflos und fand das Newsletter-Format sogleich sehr erfrischend. Ich kann gar nicht sagen, wie erfüllend das ist: Ein Langtext kann einfach so viel mehr als eine kurze Insta-Caption. Und ich habe das Gefühl, ich kann wirklich herüberbringen, was ich sagen will. Ohne dass es direkte Kommentare, Likes oder Ähnliches gibt. Nur 180 Abonnent:innen und die Möglichkeit, mir per E-Mail zu antworten. Herrlich.

- **Die Abkehr vom Geld.** Wofür habe ich das alles am Anfang gemacht? Um mich selbst auszudrücken und Gleichgesinnte zu finden. Für die Kommunikation und den Austausch mit anderen. Nicht für Geld. Das ist nur ein positiver Nebeneffekt und wird es bei mir auch bleiben. Klar, ich hatte lange Zeit den Wunsch, von YouTube leben zu können. Es wäre ja auch der »beste Beruf überhaupt«. Doch, so lehrte mich das Leben: Geld sollte nie ein Antrieb für irgendetwas sein. Geld ist wichtig zum Leben, keine Frage – aber deswegen bin ich keine Influencerin. Will ich Geld verdienen, suche ich mir einen normalen Job und versuche nicht, den Leuten irgendwelche Rabattcodes anzudrehen. Denn im trüben Schein des Influencer:innen-Daseins verliert man schnell sich selbst und die eigenen Prinzipien.

Festhalten & Erinnern: Muss das alles in die Cloud? | Lea

IM SOMMER 2019 verbrachte ich meinen Urlaub auf der griechischen Insel Santorini, welche – zu Recht – für ihre wunderschönen Sonnenuntergänge bekannt ist. Als sich am Abend der Himmel von einem dunklen Blau in ein goldenes Farbspiel verwandelte und die Sonne im schillernden Meer versank, hüllte dieses Spektakel die Szenerie aus weißen Häusern und imposanten Klippen in ein warmes Licht. Die Schönheit der Natur war allerdings nicht allein mir vorbehalten: Um mich herum drängten sich Menschenmassen, die nicht etwa die beste Aussicht, sondern den besten Kamerawinkel für ihren Perfect Shot zu finden versuchten. Und auch ich war so akribisch damit beschäftigt, diesen Moment mit meinem Smartphone digital für die Ewigkeit festzuhalten, dass in dem Augenblick, in dem ich mir die Zeit nehmen wollte, ihn zu genießen, die Sonne längst im Meer verschwunden war. Zwar freue ich mich heute, wenn ich durch den Fotoordner meines Smartphones wische, über das perfekte Bild von diesem Sonnenuntergang – doch ich werde nie herausfinden, ob mich das bewusste Genießen des Moments nicht glücklicher gemacht hätte.

In dem Film *Die Wilden Hühner* stellt sich eine der Protagonistinnen, Frida, vor, wie wunderbar es wäre, wenn man schöne Zeiten in einem Marmeladenglas aufbewahren könnte. In schlechten Momenten würde man einfach den Schraubverschluss öffnen, daran riechen, und wäre wieder in den Augenblick des Glücks zurückversetzt. Als ich als Kind den Film das erste Mal gesehen habe, klang dieser Wunsch unrealistisch. Wie soll man ein ungreifbares Gefühl wie Glück in ein Behältnis stecken und konservieren? Ist Glück nicht eben so etwas Besonderes, weil wir es nicht festhalten können?

Heute tragen wir dieses Marmeladenglas in Form unseres Smartphones jederzeit in unserer Tasche. In jedem Augenblick, in dem wir mit unserer Familie oder unseren Freund:innen herzlich lachen, verspüren wir den Drang, diesen Moment in unserem Marmeladenglas zu verstauen, um diese Freude festzuhalten. Denke ich an die Postings in meinem ehemaligen Instagram-Feed, gilt dasselbe für Blumen, Weingläser, das Meer, Zugfahrten durch schöne Landschaften, Avocado-Brote, Partynächte und Lichterketten am Nachthimmel. Und so kommt es, dass auf Instagram täglich durchschnittlich 95 Millionen Beiträge gepostet werden. Dazu kommen 500 Millionen Nutzer:innen, die in ihren Storys jeden Tag ihre (Lieblings-)Erinnerungen teilen. Das sind Zahlen, die so groß sind, dass ich sie nicht greifen kann. Und doch überraschen sie mich nicht. Sie spiegeln vielmehr wider, was in den letzten Jahren zu unserer Normalität geworden ist.

Doch wieso sind wir eigentlich so fleißig dabei, Selfies zu schießen, Bilder zu posten und Urlaubsvideos mit Musik zu hinterlegen? Weil es so einfach ist wie noch nie. Durch die rasanten technologischen Fortschritte können wir nun jederzeit und überall unsere Erlebnisse in atemberaubender Foto- und Videoqualität festhalten. Unsere Smartphones sind mit ihren Objektiven, ihrer Bildstabilisierung und verschiedenen Belichtungsmodi heutzutage imstande, mit professionellen Kameras mitzuhalten. Es ist kaum vorstellbar, dass man noch vor ein paar Jahren auf analoge Filme und Kameras zurückgreifen musste, die nur eine begrenzte Anzahl an Aufnahmen erlaubten und mühsam in Fotolaboren entwickelt werden mussten, was zeitintensiver und teurer war, als wir es mittlerweile gewohnt sind. Heute ist das einzige Limit unser Handy-Speicherplatz, der jedes Jahr durch größere Cloud-Kapazitäten erweitert wird.

Das ist allerdings nicht die alleinige Ursache unseres Drangs, Dinge immerzu festzuhalten: Er beruht im Kern auf unserer Angst, vergessen zu werden. Nur selten konfrontieren wir uns im Alltag mit unserer eigenen Vergänglichkeit, doch sie prägt uns. Das Abspeichern von Momenten auf unseren Smartphones gibt uns in gewisser Weise das Gefühl, dass wir die Kontrolle über unsere eigene Vergänglichkeit erlangen. Und so sammeln wir zahlreiche Belege unserer Existenz, festgehalten in dem ein oder anderen Schnappschuss.

Betrachtet man diesen Vorgang evolutionsbiologisch, ergibt er Sinn: Die Spezies Mensch besteht nur dann weiter, wenn sie sich zuverlässig fortpflanzt. Wenn wir einen Teil von uns selbst für die nächste Generation konservieren, sichern wir damit den Erhalt unserer Identität. Deswegen fällt das Loslassen von Menschen, Erinnerungen oder Träumen an der ein oder anderen Stelle so schwer, auch wenn es manchmal das Beste wäre. Ich erinnere mich noch gut daran, wie ich vor rund zwei Jahren nach der Trennung von meinem Ex-Freund vor dem Display meines Handys saß. Es war, als ob ich einen Teil von mir selbst löschen würde, als ich unsere gemeinsamen Bilder, unzähligen Nachrichten und Spotify-Playlists aussortierte. Doch ich musste das Alte loslassen, um Platz für eine neue Zukunft zu schaffen.

Unsere Erinnerungen und Erlebnisse formen unsere

Identität, prägen unsere Persönlichkeit, Wünsche und Gedanken. Wenn wir vergessen, was wir erlebt haben, vergessen wir letztlich einen Teil unseres Selbst. Es tut gut, sich an Erinnerungen festzuhalten, sich in der Nostalgie zu verlieren und das Gefühl zu haben, dass nicht alles vergänglich ist. Und wenn ein Foto oder ein Video uns dabei helfen kann, nicht zu vergessen – wieso dann nicht? Die schlechte Nachricht ist jedoch, dass Fotos und Videos nicht unbedingt die am besten geeigneten Hilfsmittel sind, um Momente in unserem Gedächtnis festzuhalten. Laut der Psychologieprofessorin Elizabeth Lotus kann das Ablichten von Ereignissen unsere Erinnerung daran sogar beeinträchtigen. Der Grund dafür sind unsere begrenzten Aufmerksamkeitsressourcen und kognitiven Fähigkeiten. Während des Fotografierens werden wir vom eigentlichen Geschehen abgelenkt und konzentrieren uns stattdessen darauf, die richtige Tiefenschärfe, optimale Belichtung oder den passenden Hintergrund für unser Motiv zu finden. Das wird uns vor allem bei besonders wichtigen Ereignissen zum Verhängnis, wenn der Druck, das perfekte Bild zu schießen, und damit die Konzentration darauf steigt.

Doch ist es jetzt die logische Konsequenz, dass wir komplett auf das Fotografieren verzichten? Natürlich nicht. Allerdings sollten wir lernen, unsere technologischen Möglichkeiten *bewusster* einzusetzen. Wie kann das in unserem Alltag aussehen?

- **Eine Fotopause einlegen:** Schieße eine Woche lang gar keine Fotos und konzentriere dich darauf, schöne Momente aktiv zu erleben.

- **Woran willst du festhalten? Was erlaubst du dir loszulassen?** In welchen Augenblicken wolltest du oft zu deinem Smartphone greifen, um sie zu fotografieren? Welche Fotos finden sich besonders häufig in deiner Galerie oder in deinem Feed?

  ____

  ____

  ____

  ____

  Reflektiere, ob es sich lohnt, diese Momente aktiv festzuhalten, oder ob du sie einfach loslassen kannst, und sei es auf die Gefahr hin, dass die Erinnerung an sie irgendwann aus deinem Gedächtnis verschwindet. Ich habe zum Beispiel gemerkt, dass das aktive Genießen von einem schönen Sonnenuntergang mich glücklicher macht als ein Foto davon. Essen hingegen fotografiere ich gern, damit ich mich zu einem späteren Zeitpunkt beim Kochen davon inspirieren lassen kann.

- **Weniger ist mehr:** Wie wäre es, wenn du versuchst, deine Optionen künstlich zu begrenzen? Du könntest zum Beispiel die Regel einführen, dass du von jedem Motiv nur ein Foto schießen darfst. Vielleicht ist das auch ein Anlass, die analoge Fotografie kennenzulernen und auszuprobieren?

- **Verantwortung abgeben:** Bitte bei für dich besonders wichtigen Ereignissen andere Personen, Fotos zu machen, damit du sie in vollen Zügen genießen kannst.

- **Bewusst fotografieren:** In einem Experiment hat die Professorin Dr. Linda Henkel zwei Gruppen in ein Museum geschickt. Die erste Gruppe durfte die Kunstwerke nur analog betrachten, während die zweite Gruppe sie fotografieren sollte. Die zweite Gruppe hatte Schwierigkeiten, sich an Details zu erinnern, da sie nur das gesamte Kunstwerk fotografiert hatte. Dieser Effekt konnte allerdings minimiert werden, wenn sie bewusst Momente damit verbrachten, durch ihre Kamera zu zoomen, um die Einzelheiten der Werke zu fokussieren. Wenn du also fotografierst, nimm dir die Zeit, um das Motiv durch die Linse genauer zu erkunden – entdecke die Schönheit im Detail.

- **Genieße den Augenblick:** Nachdem du Fotos und/oder Videos gemacht hast, lege dein Handy weg. Du kannst das Bildmaterial auch später bearbeiten oder posten.

- **Schwelge in Erinnerungen:** Was nützen Fotos, wenn du sie dir nicht anschaust? Räume dir die Zeit ein, um allein oder gemeinsam mit Freund:innen durch deine Fotogalerien zu stöbern, in alten Erinnerungen zu schwelgen und Dankbarkeit für die Menschen und Erlebnisse in deinem Leben zu verspüren. Um das Erinnern ansprechender zu gestalten, kannst du ein Fotoalbum anlegen oder Social Media als dein Kreativtagebuch nutzen.

Kreativität & Inspiration: Von Kreationen zu Reaktionen | Nora

DER CURSER BLINKT, ich sitze vor einer leeren Seite und starre auf den Bildschirm. Kreativität und Inspiration fehlen immer genau dann, wenn man sie gerade braucht, nicht wahr? Heute ist aber ein besonderer Tag: Ich habe beschlossen, meinen ersten Post seit über sechs Monaten auf Instagram hochzuladen. Der Gedanke daran macht mich sehr hibbelig. Was poste ich genau? Wird es ein einzelnes Bild sein oder ein Karussell-Post? Was schreibe ich darunter? Es macht Spaß, sich das alles genau zu überlegen. Aber nach ein paar Minuten und großem Hin und Her später kommt mir das ganze Prozedere wie Zeitverschwendung vor. Am Ende poste ich das Bild doch nicht in den Feed, sondern nur in die Story, wo es nach 24 Stunden wieder verschwinden wird.

Instagram und ich, wir verstehen uns einfach nicht mehr. Diese Plattform ist mittlerweile so anders als das, was sie einmal war. Rein technisch gesehen gibt es viel mehr Möglichkeiten als noch 2010. Damals gab es nur Bilder und Filter. Heute gibt es Storys, Reels, Guides, Shopping, Privatnachrichten – alles, was das Herz begehrt. Und auch mein Herz hängt daran. Doch wenn ich einfach nur meiner Kreativität freien Lauf lassen und ein Bild, Video, GIF oder einen Text posten will, ist das Ganze auf einmal mit einer Menge Bedeutung aufgeladen. Ich frage mich, wie der Post ankommen wird und vor allem: Wer ihn sehen wird. Wer ihn sehen und nicht liken wird – und wer es tut.

Soziale Medien haben es schwierig gemacht, kreativ zu sein, ohne gleich eine direkte Reaktion von anderen zu erhalten. Arbeitete man früher lange an einem Kunstwerk oder entwickelte Fotos aufwendig im Labor, um sie dann ins Fotoalbum zu kleben, kann man heute mit einem Klick etwas kreieren und mit einem weiteren die ganze Welt daran teilhaben lassen. Das hat eine unglaubliche Macht. Denn das, was eben noch in dir war, ist im nächsten Moment auf den Bildschirmen der ganzen Welt verfügbar. Das kann Fluch und Segen zugleich sein. Wichtig ist nur, dass wir uns bewusst werden, was davon es für uns in welchem Augenblick ist.

Wenn ich über Kreativität auf Social Media nachdenke, stelle ich mir automatisch die Frage: Warum posten wir eigentlich? Häufig spielen mehrere Faktoren hinein, die wir oftmals gar nicht genau benennen können. Ich habe bemerkt, dass es bei mir meistens eine Mischung aus Mitteilungsbedürfnis, kreativem Ausdruck, Interesse an Reaktionen und, klar, Bestätigung ist. Ich mag es zum Beispiel, mein Leben und die dazugehörigen Gedanken (Mitteilungsbedürfnis) filmisch festzuhalten und das geschnittene Endprodukt (kreativer Ausdruck) dann auf YouTube mit der Welt zu teilen (Interesse an Reaktionen). Dadurch habe ich Gleichgesinnte gefunden, mit denen ich auf einer Wellenlänge bin (Bestätigung).

Es liegt im Kern von Social Media, dass jede Kreativität, die wir dadurch zum Ausdruck bringen, eine *soziale* Komponente hat. Wir wollen gesehen werden. Wir wollen, dass das, was wir posten, gesehen wird. Und nicht selten ist es uns auch sehr wichtig, *wer* und *wie viele* es *wann* sehen. Das ist völlig normal und menschlich.

Übung

Überlege, warum du auf Social Media postest. **Machst du das nur für dich oder sind beispielsweise andere Menschen dein Beweggrund?**

Nenne drei Gründe, warum du auf Social Media postest, die **etwas** mit anderen Menschen zu tun haben:

Nenne drei Gründe, warum du auf Social Media postest, die **nichts** mit anderen Menschen zu tun haben:

Übungen wie diese helfen uns dabei, uns selbst und unsere Gründe für Postings zu hinterfragen. Vor allem wenn wir anfangen, gewisse Dinge nur für unsere Follower:innen zu tun. Mir fiel es irgendwann schwer, Bilder zu schießen und nicht daran zu denken, wie sie sich in meinem Insta-Feed machen würden. Das nahm mir die Authentizität und das Spontane der Situation. In dieser Hinsicht waren unsere Eltern und Großeltern damals unbeschwerter: Schossen sie Fotos, dann nur fürs Fotoalbum, um sie gemeinsam anzusehen und sich erinnern zu können. Ein schöner Gedanke.

Heute sind Fotoalben für junge Generationen nur etwas,

was in einem Regal im Elternhaus steht. Wir haben Instagram und sowieso viel zu viele Bilder auf dem Smartphone, um da eine gescheite Auswahl für ein Album treffen zu können. Ich finde das schade. Und mache hiermit Werbung dafür, dass wir uns wie unsere Eltern die Zeit nehmen sollten, Fotos in Bücher zu kleben, deren Seiten unsere Kinder und Enkelkinder dann umblättern können. Dazu muss man heutzutage nicht mal mehr ins Fotolabor, sondern einfach nur zur nächsten Drogerie. Noch bequemer: die Fotos online bestellen und liefern lassen. Frohes Drucken!

Anregung

Kaufe dir ein schönes Fotoalbum und befülle es mit deinen liebsten Fotos der letzten Jahre.

Wenn du etwas, ob es ein Wochen-Vlog, ein TikTok-Tanz, eine Gesangseinlage, ein Gedicht, eine Fotografie oder dein Outfit of the Day ist, auf Social Media teilst, besteht leider die große Wahrscheinlichkeit, dass es schnell wieder vergessen wird. Durch die Schnelllebigkeit der Plattformen, durch die Masse an anderen Kreativen und durch das Überangebot an Inhalten ist vieles austauschbar. Hart ausgedrückt: Man ist nur eine:r von vielen. Sich aber darüber bewusst zu werden, dass das eigene Schaffen etwas Besonderes ist und man definitiv Sichtbarkeit und Aufmerksamkeit verdient hat, braucht Selbstbewusstsein. Ich habe monatelang rund zehn Zuschauer:innen gehabt, bevor ich mir eine größere Gruppe an treuen Abonennt:innen aufgebaut habe. Aber schon eine dieser zehn Personen kann einen Unterschied machen, indem sie dich zum Beispiel durch nette Worte bestärkt, an dich zu glauben.

Allen Kreativen möchte ich deswegen sagen: Gebt nicht auf! Macht, was ihr macht, des Schaffens wegen und nicht für die Likes oder Anerkennung. Das gilt im Übrigen für alle, die auf Social Media posten. Wahre Zufriedenheit bringt am Ende nur das im Reinensein mit dem eigenen Handeln auf den Plattformen. Anders ausgedrückt: Seid euer eigener größter Fan! Und wenn ihr irgendwie könnt, versucht, auch abseits von Social Media Fuß zu fassen, Aktionen zu starten und Herzensprodukte zu verwirklichen. Die echten Unterstützer:innen werden folgen.

Wenn wir über das Kreieren und Posten, also die Kreativität, sprechen, müssen wir auch über das Konsumieren, also die Inspiration, reden – oder sagen wir Inspiration im besten Falle. Denn natürlich ist nicht alles, was wir uns auf Social Media ansehen, eine Inspirationsquelle. Und doch sind die schönen Bilder, die frischen Ideen, die aktuellen Trends, die ausgefallenen Rezepte und die komplizierten Tutorials für uns Anstoß, etwas Neues auszuprobieren. Sie inspirieren uns. Also folgen wir Menschen, denen wir nacheifern wollen, schauen uns TikToks mit Dyson-Airwrap-Tipps an oder träumen davon, »That Girl« zu sein. Nehmen das, was wir gesehen haben, mit in unsere Welt, in unsere Realität. Kaufen das ein oder andere nach (wie eben diesen 500 Euro teuren Dyson Airwrap), entwickeln neue Rituale (wie täglich um fünf Uhr aufstehen), kochen eine Pastasoße, auf die wir nie selbst gekommen wären (wie die virale Feta-Tomaten-Kreation aus dem Ofen), oder lauschen Künstler:innen, die wir ohne diese eine Spotify-Playlist vielleicht nie entdeckt hätten (wie durch den Spotify Release Radar, der neue Musik in einer auf dich individuell zugeschnittenen Playlist zusammenstellt).

Wenn mich früher jemand gefragt hat, warum ich YouTube-Videos mache, dann habe ich immer geantwortet: »Weil ich Leute inspirieren möchte.« Für mich hängen »inspirieren« und »influencen« immer zusammen. Doch Achtung: Wer inspirieren will, möchte positiv beeinflussen. Wer beeinflussen will, möchte das nicht immer nur auf eine positive Weise. Hinterfragt also bei Influencer:innen stets die Absichten und Beweggründe. Gerade wenn es um Geld geht, ist dieses vielen leider oft wichtiger als eine ehrliche Empfehlung.

Aber nicht nur Influencer:innen, sondern auch die Plattformen selbst können für Inspiration (oder Beeinflussung) stehen. Pinterest ist ein gutes Beispiel dafür, wie gute Inspiration in etwas Negatives umkippen *kann*. Es ist eine Plattform, die schöne Bilder ausspielt – und zwar viel von den Themen, die man sich häufig anschaut, ähnlich wie bei TikTok. Als ich mit 24 das erste Mal (und ziemlich spät) auf dem Pinterest-Trip war, hatte ich Tränen in den Augen. So viel Schönes! Nicht lange, und ich legte mir ein Visionboard an, also eine Pinnwand, auf der ich alles sammelte, was ich mir für mein zukünftiges Leben wünschte. Dort speicherte ich von nun an Bilder von Wohnungen, Arbeits- und Schlafzimmern, Küchen, Tischdekoration, Gärten, Menschen mit schöner Kleidung, Bücherstapeln, Liebenden – solche Sachen eben. So weit, so gut! Doch ich merkte schnell: alles zu perfekt hier. Bei der vielen Perfektion fing ich an, mein eigenes Leben abzuwerten. Das Scrollen auf der Hauptseite machte mich nach einer Weile stutzig. Denn in welchem Universum gibt es bitte nur Schönheit und Wunschträume? Nehmt das alles nicht zu ernst! Es ist nur ein kleiner Ausschnitt von dem, wie es wirklich ist. Solange es inspiriert und sich positiv auf euch auswirkt – gut! Aber sobald man sich schlecht fühlt, sollte man die App schließen.

Übung

Inspiration ist super, um herauszufinden, wie man das eigene Leben gestalten möchte! Überlege, wie du Social Media am besten dafür nutzen kannst, dich inspirieren zu lassen.

Was inspiriert dich auf Social Media:

____

____

____

____

____

____

Auf welche Plattform gehst du am ehesten, wenn du auf der Suche nach Inspiration bist, und warum:

____

____

____

____

____

____

Als ich mit Lea über dieses Kapitel gesprochen habe, hat sie mir von folgender Übung erzählt:

Balance zwischen Input & Output

»Ich versuche die Inhalte, die ich konsumiere (meinen Input), und Inhalte, die ich produziere (meinen Output), im Gleichgewicht zu halten. Für mich funktioniert das Bild von einem Schwamm sehr gut: Wenn ein Schwamm ganz viel Wasser aufsaugt (in dem Fall ganz viel Input), hat er irgendwann keine Kapazität mehr, neue Dinge aufzunehmen. Dann versuche ich, meinen »Schwamm« auszudrücken, indem ich meine Gedanken in einem Tagebuch verarbeite, anregende Gespräche führe oder mich sonst kreativ betätige. Andersrum gilt das ebenfalls: Wenn der Schwamm leer ist, fühle ich mich oft kreativlos und uninspiriert. In diesem Fall fülle ich ihn mit einer Podcastfolge, einem Gespräch mit meinem Umfeld oder einem Besuch in einem Museum wieder auf.

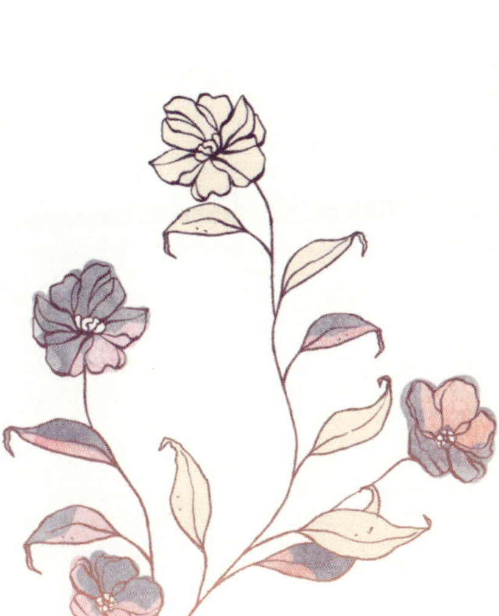

Übung

Schreibe auf die eine Seite der Tabelle Dinge, bei denen oder durch die du oft Ideen sammelst und Informationen aufnimmst, und auf die andere Seite Aktivitäten, bei denen du selbst gern etwas produzierst oder kreierst.

INPUT	OUTPUT

Ausbildung & Arbeit: Lebenslauf? Siehe Insta. | Nora

ICH SAG ES, wie es ist: Ich habe meine Karriere Social Media zu verdanken. Mein YouTube-Kanal – sosehr er auch belächelt und von Menschen Ü50 kritisiert wurde – war mein Türöffner. Ich bekam trotz wenig sonstiger Erfahrung meine ersten Praktika nach der Schule aufgrund meines Kanals. Es war (vor allem damals) etwas Besonderes, Content-Creator zu sein. Zu der Zeit, als ich mich auf Stellen bewarb – mit 18 Jahren –, hatte ich bereits vier Jahre YouTube-Erfahrung gesammelt. Das war gerade für die Medienjobs, die ich im Auge hatte, eine sehr wertvolle Referenz.

Im Gegensatz zu meinen Mitschüler:innen, die sich neben der Schule Geld mit der Arbeit im Café oder im Einzelhandel verdienten, widmete ich meine Zeit meiner Online-Präsenz, die mir zwar nicht viel Geld einbrachte, aber mich meinem Ziel näher. Etwas, das ich nur machen konnte, weil ich kein Auslandsjahr nach dem Abi plante und mein Führerschein größtenteils von meiner Oma finanziert wurde. Als einen »echten Job« würde ich es trotzdem ansehen. Betrachtet man es genauer, bin ich, seit ich 14 Jahre alt war, selbstständig. Pro Woche lud ich zwei Videos hoch, beantwortete Kommentare und Nachrichten und hatte neben dem YouTube-Kanal natürlich noch meinen Instagram-Account, den ich mit Inhalten bespielte. Gerade dort – und mit der Erweiterung um die Storys – war ich täglich am Produzieren und eigentlich 24/7 am Arbeiten. Eben selbst und ständig, wie man so schön sagt.

Sobald ich mit meinen Videos und Instagram Geld verdiente, a) über die Werbeanzeigen von YouTube und b) über Kooperationen mit Marken, war nun auch Professionalität im Umgang mit meinen Finanzen gefragt. Bis heute verdiene ich lange nicht so viel mit meinen Inhalten, dass es zum Leben reichen würde (im Durchschnitt 150 Euro im Monat). Ich könnte, wenn ich wollte – würde ich proaktiver Kooperationen bei Marken anfragen und mehr Werbeinhalte drehen. Aber das will ich nicht, denn genau das nervt mich bei anderen Influencer:innen.

Womit wir mitten im Thema Social Media als Beruf wären. Heutzutage wünschen sich viele Jugendliche, Influencer:in zu werden. Sicher, wenn man es richtig anstellt, ist es einer der unabhängigeren und lukrativeren Jobs. Doch – und das sage ich jetzt ganz unparteiisch – diese Branche hat sich selbst aufgefressen. Influencer:innen haben ihren eigenen Job selbst zerstört. All die Werbung für Abnehmtees und Fast Fashion Brands, all die Lügen über Qualität und Herstellung – mittlerweile sind die meisten Follower:innen misstrauischer geworden und kaufen ihnen das alles nicht mehr ab. Im wahrsten Sinne des Wortes.

Es überrascht nicht, dass clevere Influencer:innen sich unlängst mehrere Standbeine aufgebaut haben. Nicht wenige große und mittelgroße Namen haben eine eigene Marke, Produkte, ein Buch (haha, Nora, erwischt!), einen Podcast, eine eigene Agentur oder Ähnliches an den Start gebracht – und das sehr erfolgreich. Dadurch sind sie nicht mehr auf Einnahmen durch Werbedeals angewiesen und kehren so langsam, aber sicher der Influencer:innen-Welt den Rücken zu. Das heißt nicht unbedingt, dass sie aufhören, zu posten und mit ihrer Community im Austausch zu sein. Das heißt vor allem, dass sie aufhören, (nur) Werbetafel zu sein, und ihre Energie in andere, eigene Projekte stecken.

Für Neuankömmlinge ist Fuß fassen in der Branche daher schwer. Wer es wirklich schaffen will, der hat es am einfachsten, wenn er sich ein spezielles Thema sucht, welches in der Onlinewelt noch nicht allzu übersättigt ist. Wer besonders ist, gewinnt! Seid Spezialist:innen auf eurem Gebiet und connectet euch mit anderen. Auch eine kleine Menge an Follower:innen kann für euren Lebensunterhalt sorgen. Aber Achtung: Verlasst euch erst auf den Social-Media-Erfolg, wenn ihr dadurch ein sicheres, regelmäßiges Einkommen verdient. Ansonsten ist es auch ein tolles Hobby, welches man wunderbar neben einem Nine-to-five-Job ausüben kann.

Wo wir bei meinen ehrenamtlichen Tätigkeiten wären. Diese dürfen beim Thema Ausbildung & Arbeit nicht unerwähnt bleiben, denn sie waren und sind bis heute eines meiner Herzensprojekte. Und sind aus Social Media heraus geboren. Aber ganz von Anfang: 2017 hatte ich ein Jobangebot von einer vielversprechenden und erfolgreichen sozialen Plattform abgelehnt. Stattdessen wollte ich doch Plan A verfolgen und studieren. Kommunikationswissenschaft an der Uni Erfurt, das sollte es sein. Aber – und das hatte ich mir geschworen – wenn ich schon nicht den Job bei der Plattform annehme, dann werde ich meine Idee von einem Jugendmagazin verwirklichen. Und das tat ich. Zusammen in einem Dreierteam und mit dem Traum eines Printmagazins entwickelten wir zunächst einen Blog und bespielten den dazugehörenden Social-Media-Kanal. Das Prinzip war so einfach wie genial: Das Magazin setzte sich nicht nur aus Kolumnen und Texten zu (Tabu-)Themen rund ums Erwachsenwerden von uns drei Gründerinnen zusammen, sondern vor allem aus den Gedanken der Leser:innen, die hier selbst zu Autor:innen werden konnten.

Durch meine damals bereits größere und sofort begeisterte YouTube-Community hatten wir schnell viele Leser:innen und Gast-Autor:innen. Alles funktionierte wunderbar, sodass das Printmagazin nicht lange auf sich warten ließ. Denn nach einem erfolgreichen Crowdfunding hatten wir genug Geld zusammen, um in den Druck zu gehen. Die erste Auflage war direkt ausverkauft, und wir bestellten eifrig nach. Es war ein schöner Erfolg. Und auch wenn sich 2021 unsere Vorstellungen von der Zielgruppe und am Ende unsere Wege trennten, so ist dieses Projekt für mich das beste Beispiel dafür, was soziale Medien alles können: Meine Mitgründerinnen und ich hätten uns ohne meine YouTube-Videos nie kennengelernt und keine Leser:innen gehabt, die den Erfolg des Magazins ermöglicht hätten.

Eine ähnliche, wenn auch grundverschiedene Geschichte kann ich von BewusstSchein erzählen. BewusstSchein startete 2020 ebenfalls mit einer Idee, die ich auf YouTube kundtat. Ich sagte, dass ich auf der Suche nach Gestalter:innen sei, und prompt meldeten sich zwei Designer:innen und zwei andere Interessierte – eine davon Lea. Ich videotelefonierte mit ihnen, und sie waren mir alle direkt sympathisch. Das Spannende, wenn du YouTube-Videos machst: Irgendwie ziehst du eine ganz bestimme Art von Menschen vor die Bildschirme, die alle ähnlich ticken wie du selbst. Ein schönes Gefühl.

Mithilfe von Social Media (wir setzten Gesuche auf unseren Instagram-Kanälen auf) fanden wir noch den Rest des Gründungsteams, feilten an der Idee des Social-Media-Führerscheins und gründeten 2021 den BewusstSchein e.V., mit dem wir Workshops an Schulen zu bewusstem Social-Media-Konsum geben. Diese Geschichte zeigt nicht nur, wie die sozialen Medien – mal wieder – eine Gruppe von jungen Tatkräftigen zusammenbrachten, die etwas verändern wollen, sondern auch, dass es in Sachen Social Media und Ehrenamt unzählige Möglichkeiten gibt. Wer neben der Schule oder Ausbildung einer Tätigkeit oder einem Hobby nachgehen und dabei Gutes tun will, der ist in einem Verein gut aufgehoben. Und die Onlinewelt macht es möglich, mit Menschen aus ganz Deutschland, wenn nicht aus der ganzen Welt zusammenzuarbeiten. Viele aus unserem Team schaffen schon mehrere Jahre zusammen Großartiges, haben sich aber noch nie »in echt« gesehen. Und trotzdem funktioniert alles, und wir machen tolle Fortschritte. Für mich persönlich war daher auch die Umstellung auf Onlinemeetings während der Pandemie ein Leichtes: Ich war es schließlich bereits seit 2017 gewohnt und konnte bei dieser Art von Treffen sogar mehr aus mir herauskommen als in Person.

Was ich anhand meiner Geschichte zeigen will: Traut euch, eure Social-Media-Kanäle bei euren Bewerbungen und in Gesprächen mit anderen zu erwähnen. Egal, ob ihr online Gedichte, Collagen, Bilder, Tarot-Horoskope oder selbst kreierte Memes postet – das seid ihr! Zeigt das.

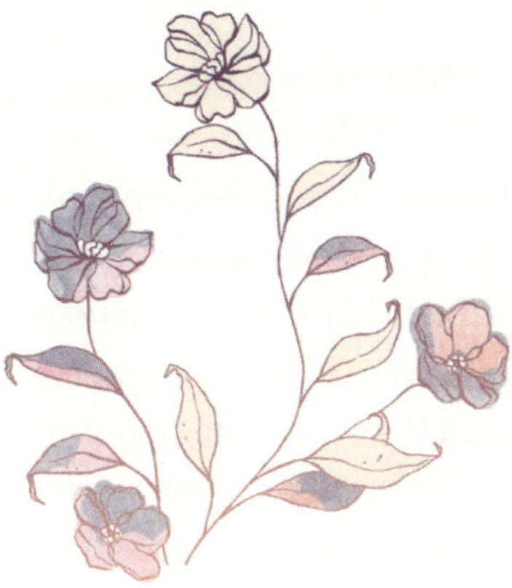

Reflexion

Wie würdest du deinen Social-Media-Auftritt und deine Social-Media-Nutzung bei einem Bewerbungsgespräch beschreiben?

Und ja, uns wird in der Schule beigebracht, dass wir aufpassen sollen, was wir auf Social Media posten, denn »zukünftige Arbeitgeber:innen könnten das sehen«. Das ist richtig. Doch auch umgekehrt funktioniert es: Postet ihr bewusst und authentisch, sind soziale Medien einfach eine Verlängerung eurer eigenen Persönlichkeit – und genau mit dieser will man ja auch beim Bewerbungsgespräch glänzen. Ein aussagekräftiger Social-Media-Kanal ist manchmal sogar besser, als keine Präsenz in den sozialen Netzwerken zu haben. Wir leben schließlich im 21. Jahrhundert. Nicht nur bei Medien-Studiengängen und -berufen, sondern auch in anderen Bereichen ist Medienkompetenz und -auftreten häufig gefragt. Sogenannte »Corporate Influencer:innen«, die die Werte und Aktionen der Unternehmen, bei denen sie arbeiten, nach außen tragen, sind gerade auf **LinkedIn**, einer Social-Media-Plattform extra für geschäftliche Kontakte, sehr aktiv.

Nicht umsonst heißt es soziale *Netzwerke* – wie passend. Denn Netzwerke sind das A und O der Arbeitswelt. Sie helfen uns dabei, uns auszutauschen, dazuzulernen, in die richtigen Kreise zu gelangen und natürlich: die Karriereleiter hochzuklettern. Etwas, was wiederum auch auf LinkedIn gefeiert wird. Ich bin ehrlich: Das Erste, was ich dachte, als ich kürzlich befördert wurde, war: »Wie cool! Das kann ich bei LinkedIn posten!« Denn in meinem Fall änderten sich nicht in erster Linie die Aufgaben – es war vielmehr eine Wertschätzung und Anerkennung meiner Leistungen und Erfahrungen, ein »Das hast du gut gemacht«. Und dass ich das, was ich mache, gut mache – nun ja, das will ich meinem LinkedIn-Netzwerk zeigen. Ihr erinnert euch: Es ist neben all der Posting-Freude auch wichtig, sich zu fragen, warum einem das Posten so eine Freude bereitet. Und im Endeffekt war es gerade wegen der Kommentare unter dem Post für mich eine Freude: Da man bei LinkedIn fast nur mit Leuten vernetzt ist, die man wirklich »kennt«, schrieben einige wichtige Kontakte ihre Glückwünsche darunter – das bedeutet mir dann umso mehr. Deshalb meine Bitte: Feiert eure Erfolge! Teilt sie mit der Welt!

Reflexion

Was ist ein Erfolg, den du mit deinem Netzwerk (ob auf Instagram oder LinkedIn) teilen könntest? Zum Beispiel: ein Praktikumsplatz, dein Ausbildungsbeginn, ein Stipendium, eine Beförderung, ein Vortrag zu einem bestimmten Thema, den du gehalten hast …

Bildung & Nachrichtenkonsum: Was ist wahr, was ist falsch? | Lea

»**HIER IST DAS** Erste Deutsche Fernsehen mit der Tagesschau«, tönt es aus den Lautsprechern meines iPads, während ich eine Portion Nudeln mit Tomatensoße herunterschlinge. Seit ich kein Instagram mehr nutze, verpasse ich irgendwie das ganze Weltgeschehen um mich herum. Jetzt muss ich mir aktiv die Zeit nehmen, Nachrichten zu konsumieren, während das früher scheinbar ganz nebenbei funktionierte.

Zwischen dem Bild meines Ex-Freundes mit seiner neuen Freundin und dem Outfit-Post meiner Lieblingsinfluencerin informierte mich der Social-Media-Account der Süddeutschen Zeitung darüber, dass zahlreiche Menschen bei einem Erdbeben in der Türkei und Syrien ums Leben kamen. Einen Wisch weiter fand ich das Rezept für einen veganen Apfelkuchen, dessen Zutaten ich direkt auf meine digitale Einkaufsliste schrieb. Im nächsten Post erzählte mir eine Klimaaktivistin, dass unsere Klimaziele nicht ausreichen, um die Welt vor ihrem sicheren Untergang zu bewahren. Doch auch das drohende Ende meiner eigenen und der gesamten menschlichen Existenz hinderte mich nicht daran, fröhlich weiter meinen Feed zu checken. Eine Werbeanzeige für nachhaltiges Waschmittel zog meine Aufmerksamkeit auf sich. So etwas könnte ich eigentlich auch kaufen – wäre ja gut fürs Klima. Da mich das Klima jetzt doch beschäftigte, beschloss ich, im

Hintergrund YouTube zu öffnen, um eine zweireihige WDR-Dokumentation über den Klimawandel – natürlich nur nebenbei – laufen zu lassen.

Das klingt jetzt vielleicht überspitzt, aber die traurige Wahrheit ist, dass ich mich noch vor einem Jahr genau so weitergebildet habe. Und damit bin ich sicher nicht allein.

Tipp

Konsumiere Nachrichten nicht nebenbei über deinen Social-Media-Feed, sondern nimm dir lieber bewusst Zeit, um dich über aktuelle Tagesgeschehnisse zu informieren, zum Beispiel indem du eine Nachrichtensendung schaust. Wenn du Nachrichten lieber auf Social Media verfolgst, überlege, ob du dir einen zweiten Account dafür anlegst. Dann wirst du weder beim privaten Stöbern von Nachrichten abgelenkt noch beim Lesen von Nachrichten von Privatem.

Ich würde fast behaupten, dass der Großteil meines Wissens eher aus YouTube-Videos als aus der Schule stammt. Meine besten Lehrer:innen waren demnach MrWissen2go, Simpleclub und andere Bildungskanäle, die mir beigebracht haben, wie man lineare Gleichungssysteme löst, die heisenbergsche Unschärferelation mehr oder weniger gut versteht oder Goethes *Die Leiden des jungen Werther* zu schätzen lernt. »Wie könnt ihr es schaffen, in knapp sieben Minuten etwas besser zu erklären als mein Mathelehrer in vier Schulstunden?« So oder ähnlich lauten viele Kommentare unter diesen Erklärvideos. Das zeigt nicht nur, dass in unserem Bildungssystem etwas schiefzulaufen scheint, sondern auch, dass es zur Normalität geworden ist, das Internet als Informationsquelle zu nutzen. In einer Studie des Rats für kulturelle Bildung geben 86 Prozent der Kinder und Jugendlichen an, YouTube – wie auch ich damals – für ihre Hausaufgaben zu nutzen. Und ich habe nie überprüft, ob die Videos auf seriösen Quellen beruhen, geschweige denn überhaupt gewusst, wie ich diese von unseriösen Quellen unterscheide – übrigens: Auch zu dieser Frage findet sich auf YouTube das passende Video. Doch wieso stehen solche Themen eigentlich nicht auf jedem Lehrplan, insbesondere in Zeiten, in denen Fake News unsere Gesellschaft spalten?

INDIZIEN, ANHAND DERER DU EINE UNSERIÖSE INFORMATION ERKENNEN KANNST:

- **Fehlende Quellenangaben**: Wenn eine Seite keine Angabe darüber macht, woher eine bestimmte Information stammt, kann dies ein Hinweis darauf sein, dass sie nicht vertrauenswürdig ist.
- **Keine Kontaktinformationen/fehlendes Impressum:** Wenn eine Quelle anonym ist oder keine Kontaktinformationen oder ein Impressum bereitstellt, ist Vorsicht geboten. Du würdest einer unbekannten Person auf der Straße ja auch nicht alles glauben, oder?
- **Emotional aufgeladene Sprache/Clickbait:** Eine Sprache, die stark auf die Beeinflussung deiner Gefühle abzielt, oder **Clickbait**, wird oft von unseriösen Quellen genutzt, um so Leser:innen anzulocken.
- **Rechtschreib- & Grammatikfehler:** Wenn ein Text viele Rechtschreib- und/oder Grammatikfehler aufweist, solltest du kritisch sein. Wenn sich der:die Autor:in nicht einmal die Mühe macht, diese Fehler zu korri-

gieren, ist es wahrscheinlich, dass bei der Recherche ebenfalls nicht sorgfältig vorgegangen wurde.

- **Diese Hinweise deuten jedoch nur darauf hin, dass eine Quelle möglicherweise unseriös ist.** Das bedeutet nicht, dass jede Quelle mit diesen Merkmalen unseriös ist oder dass du jeder Quelle, die diese Kriterien nicht aufweist, bedenkenlos vertrauen solltest.

Info

»10 erstaunliche Tricks, um Clickbait auf Social Media direkt zu entlarven – Das ist das Geheimnis für deine Social-Media-Revolution.«

Hat dieser Titel dich neugierig gemacht? Kein Wunder. Clickbait bedeutet, dass aufsehenerregende Titel und Bilder verwendet werden, um Menschen zum Anklicken eines Videos, eines Artikels oder einer Website zu bewegen. Das funktioniert, weil wir nur eine begrenzte Aufmerksamkeitsspanne haben und mehr an Inhalten interessiert sind, die uns emotional ansprechen oder schockierend sind. Clickbait nutzt dies aus, um unser Interesse zu erregen und unser digitales Verhalten zu steuern. Oft hält der Titel jedoch nicht, was er verspricht.

Unabhängig von dem Wissen, das man klassischerweise in der Schule beigebracht bekommt (von Algebra bis Zellteilung), nutze ich das Internet auch für andere Inhalte: Influencer:innen geben mir neun Tipps für ein nachhaltiges Leben, zeigen mir, wie ich mir mit einem Eyeliner den perfekten Lidstrich ziehe (oder eher ziehen könnte), und lassen mich wie eine große Schwester in ihren Storytime-Videos an ihrem Leben teilhaben und aus ihren Fehlern lernen. Wenn ich nicht weiß, wie ich am besten meine mit Periodenblut befleckte Bettwäsche wasche, frage ich wikiHow oder YouTube und finde direkt die passende Antwort – mit kaltem (!) Wasser auswaschen, Backpulver auf den Fleck und ab in die Waschmaschine. Und als ich eine der schlimmsten Liebeskummer-Episoden hatte, weil der Typ, mit dem ich mich schon mein Leben verbringen sah, eher etwas Lockeres wollte, halfen mir Tumblr-Zitate darüber hinweg. *»It's not your job to prove that you are loveable«*, wiederholte ich so lange als Mantra, bis ich es verinnerlicht hatte. Das Internet hat für alles eine Lösung, manchmal fehlt es nur an der richtigen Frage. Doch diese Masse an Informationen hat auch ihre Schattenseiten. Aber wäre es ein Ausweg, Nachrichten nur noch analog in Form von Zeitungen und Zeitschriften zu konsumieren?

Während meiner Social-Media-Auszeit merkte ich jedenfalls, dass meine Freund:innen mir bezüglich aktueller Informationen und Geschehnissen meilenweit voraus waren. Ich verpasste politische Auseinandersetzungen und den neusten Klatsch und Tratsch, den sie auf Social Media ganz nebenbei mitbekamen. Das störte mich erst mal nicht sonderlich, und ehrlich gesagt, hat die Abwesenheit der ein oder anderen Information nichts in meinem Leben geändert. In der Vorbereitung auf mein Staatsexamen habe ich dann doch wieder angefangen, mich mit dem politischen Tagesgeschehen und rechtlichen Entwicklungen auseinanderzusetzen, und war erst einmal überfordert. Während auf Social Media die Inhalte fein säuberlich für mich vorsortiert wurden, musste ich jetzt in der immensen Masse an analogen und digitalen Informationsquellen die für mich relevanten Inhalte erst einmal finden. In seinem Buch *Smarte neue Welt* spricht Evgeny Morozov von einem »digitalen Rauschen«. Dieses entsteht, weil im digitalen Zeitalter so viele Daten von schlechter Qualität existieren, dass es uns schwerfällt, relevante Informationen aufzuspüren. Vielmehr rauschen sie in der Flut an Fake News und schlecht recherchierten Beiträgen an uns vorbei.

Deswegen beschloss ich kurzerhand, meine Bildungsroutine vollständig ins quasi-analoge Leben zu verlegen, und schaue jetzt ganz altmodisch jeden Abend um 20:00 Uhr die Tagesschau. Vielleicht brauche ich gar nicht so viele Informationen, um das Wesentliche zu verstehen. Ich brauche einfach nur *gute* Informationen.

Gerade heutzutage solltest du nicht alles, was du im Internet siehst, als wahr annehmen. Selbst wenn die Information sogar »richtig« ist, heißt es nicht immer, dass sie auch alle Aspekte eines Themas treffend abdeckt. Ein einfaches Beispiel wurde mir kürzlich auf meiner TikTok For You Page angezeigt: Ein junges Mädchen schubst seine kleine Schwester und bekommt dafür mächtig Ärger von deren Mutter. Was diese zu dem Zeitpunkt aber nicht sieht, ist, dass die kleine Schwester dem Mädchen zuvor an den Haaren gezogen hat und es nur als Reaktion darauf seine Schwester von sich gestoßen hat. Das Schubsen ist also tatsächlich passiert, aber der Kontext war ein anderer.

Bleibe also kritisch, versetze dich in verschiedene Menschen mit unterschiedlichen Ansichten, konsumiere selektiv, rede, diskutiere, probiere aus, und mit der Zeit wirst du ein gutes Gefühl dafür bekommen, welchen Informationen du Glauben schenken kannst und welchen nicht.

Um in den unendlichen Tiefen des Internets den Überblick zu behalten, ist es wichtig, echte von falschen News zu unterscheiden. Im Folgenden habe ich eine Auswahl meiner **Tipps** aufgelistet, mithilfe derer ich gute von schlechten Informationen zu unterscheiden versuche:

- **Die W-Fragen:** Um ein erstes Gefühl für die Seriosität von Informationen zu entwickeln, behalte ich fünf W-Fragen im Hinterkopf. Von WEM stammt die Information, WAS ist der Inhalt, WIE ist der Inhalt präsentiert, WAS könnte die Absicht hinter dem Inhalt sein, und WANN wurde er veröffentlicht.

- **Der Überraschungseffekt:** Sobald ich auf eine Information stoße und denke: »Das kann ja gar nicht sein«, weil sie mein bestehendes Weltbild fundamental erschüttert, greift meine eigens entwickelte Überraschungsregel: Je überraschender die Information für mich ist, desto kritischer stehe ich ihr gegenüber und recherchiere genauer, auf welchen Quellen sie beruht.

- **Perspektivenwechsel:** Nicht zuletzt mein Jurastudium hat mir dabei geholfen, Informationen so objektiv wie möglich zu bewerten und verschiedene Sichtweisen zu einem Thema einzuholen. Hier können mir wissenschaftliche Auseinandersetzungen, gut recherchierte (!) Social-Media-Artikel, Blogeinträge oder das Gespräch mit Expert:innen und Menschen aus meinem Umfeld helfen. Ich habe mit der Zeit gelernt, dass es nicht die *eine* Wahrheit gibt, sondern ich vielmehr selbst abwägen muss, welche Sichtweise zu einem Thema die für mich überzeugenden Argumente liefert. Sich mit den Argumenten verschiedener Perspektiven zu beschäftigen hilft mir übrigens auch dabei, die andere Seite besser zu verstehen und Diskussionen auf Augenhöhe zu führen.

- **Rückwärtssuche:** Im Kapitel »Maximaler Reinfall« habe ich ja bereits erwähnt, dass ich die Google-Bilder-Rückwärtssuche gern nutze, um Fake-Profile zu erkennen. Doch auch in meiner Bildungsroutine ist sie unverzichtbar, da sie mir dabei hilft herauszufinden, wo Bilder, Texte oder Videos veröffentlicht wurden. Wenn es sich um Textinformationen handelt, suche ich ganz klassisch nach Schlagwörtern. Bei YouTube-Videos greife ich gern auf den YouTube-Dataviewer von Amnesty International zurück, der mir die konkreten Upload-Zeiten anzeigt und Thumbnails zur Verfügung stellt, die ich ebenfalls mit der Bildersuche überprüfen kann.

- **Faktenchecker:** Zusätzlich nutze ich gern Dienste, die gängige Informationen und Neuigkeiten hinsichtlich ihrer Seriosität überprüfen und sie mithilfe einer Bewertungsskala aufgrund ihres Inhalts kategorisieren. Ich bin Fan des kostenfreien Angebots des CORRECTIV, bei dem ich die Erfahrung gemacht habe, dass das Team sorgfältig recherchiert. Über ihr Online-Tool und WhatsApp nimmt das Team sogar Hinweise entgegen und unterstützt mich bei der Quellenarbeit. Das erspart mir eine Menge Arbeit und hilft mir dabei, gezielt Fake News zu entlarven. Auch die Tagesschau leistet mit ihrem Faktenfinder Aufklärungsarbeit falsche Nachrichten betreffend und sorgt dafür, dass ich im Chaos der Informationen den Überblick behalte.

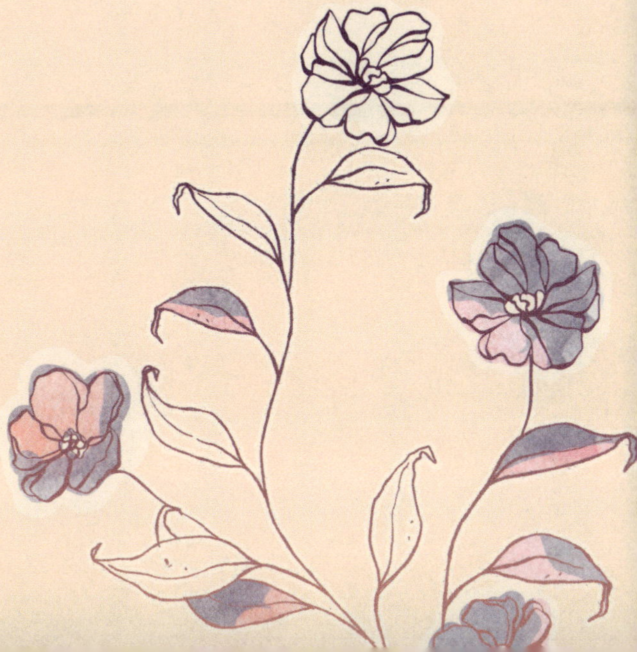

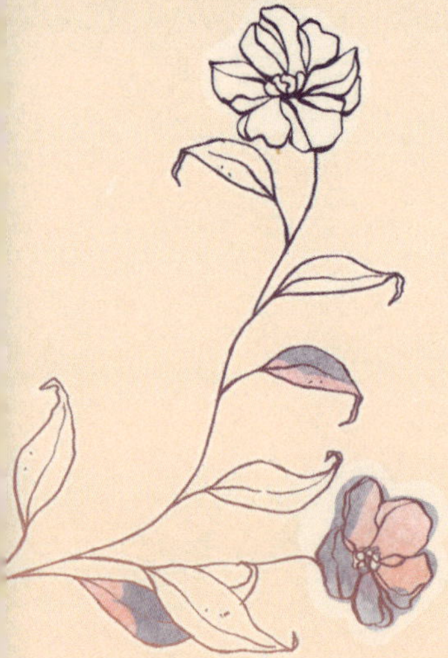

III. Was die sozialen Medien mit uns machen

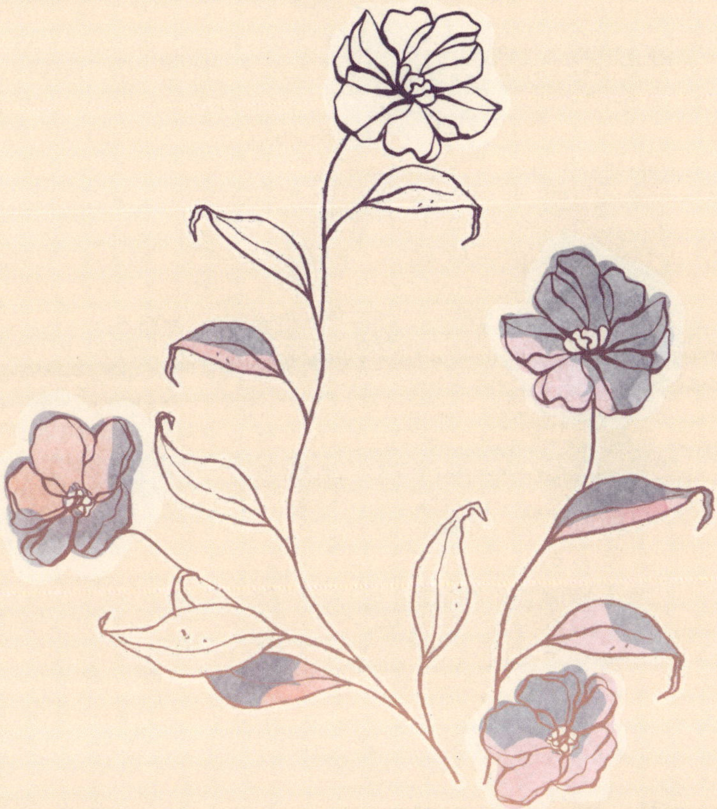

Kreise ein, was die sozialen Medien mit dir machen:

abhängig machen

ein ungesundes Körperbild propagieren

auf neue Gedanken bringen

die Realität filtern

in Rabbit Holes ziehen

uns zu Lipfillern bewegen

Zeit kosten

Schönheitsideale verschieben

Geld kosten

auf gute und schlechte Gedanken bringen

Unsicherheiten erzeugen

Daten sammeln

ablenken

Daten speichern

Konzentration rauben

mit unnützem Wissen füttern

Daten verarbeiten

uns in Filterblasen fangen

Daten weitergeben

süchtig machen

Gefühle lenken

uns zu Werbeopfern machen

Fear of missing out verschlimmern

Bedürfnisse erzeugen

uns sagen, dass wir nicht gut genug sind

Perfektion predigen

auf Zeichensetzung
achten lassen

Von einem guten Buch abhalten

uns warten lassen

den Fokus rauben

uns glücklich fühlen lassen

unperfekt sein

uns traurig fühlen lassen

Prokrastination fördern

unsere Zeit verschwenden

Interessantes vor Augen führen

zum Kaufen verleiten

In eine Abwärtsspirale ziehen

zum Ausmisten animieren

sich einsam fühlen lassen

Abos abschließen lassen

Gewohnheiten verändern

Abos vergessen lassen

Trends vorgeben

Schlafqualität kosten

uns zum Nachdenken anregen

Lebensqualität kosten

unsere Leben bewerten

Erinnerungen schaffen

Durch den Algorithmus
benachteiligen

vernetzen

Joy of missing out erzeugen

Vergleiche anzetteln

Ungesunde Gewohnheiten: Bin ich abhängig? | Lea

FAST JEDE:R VON UNS hat ungesunde Gewohnheiten, die sich negativ auf unsere Gesundheit oder unser Wohlergehen auswirken können. Für den:die eine:n ist es das Rauchen von Zigaretten, die tägliche Flasche Rotwein am Abend, Partydrogen, Junkfood und für mich ist es der eine Toxic Boy, dessen Anruf ich annehme, obwohl ich eigentlich weiß, dass es nicht gut enden wird. Oft wissen wir ganz genau, dass unser Verhalten nicht gut für unsere Gesundheit, unsere Werte oder unsere Ziele ist, allerdings fällt es schwer, diese Angewohnheiten von heute auf morgen abzulegen.

In diesem Kapitel beschäftigen wir uns mit einer speziellen, doch weitverbreiteten ungesunden Gewohnheit: dem unbewussten und/oder **übermäßigen Social-Media-Konsum.** Wäre es schwer für euch, euer Smartphone jetzt sofort für einen Tag lang abzuschalten? Seid ihr manchmal gedanklich bei sozialen Medien, auch wenn ihr sie gerade überhaupt nicht benutzt? Geratet ihr ab und zu in Zeitnot, weil ihr, anstatt eure Aufgaben zu erledigen, auf Social Media unterwegs seid? Ertappt ihr euch manchmal dabei, euch zeitliche Grenzen gesetzt zu haben und am Ende doch viel länger zu scrollen, als ihr eigentlich wolltet? Und zu welcher Zeit wandert eure Hand morgens zu eurem Handy?

Reflexion

Was denkst du, wie gesund beziehungsweise ungesund dein Umgang mit Social Media ist?

Trage es auf dieser Skala ein:

sehr gesund → *sehr ungesund*

Die Konsequenzen eines ungesunden Social-Media-Konsums können von abnehmender Konzentrationsfähigkeit, psychischer Belastung, sozialer Abschottung, körperlichen Schmerzen bis hin zu echtem Suchtverhalten reichen. Doch wie kommt es eigentlich dazu?

Gewohnheiten sollen unserem Gehirn grundsätzlich Arbeit abnehmen und bestimmte Alltagsabläufe als Routine etablieren. Beispielsweise ist es für viele von uns eine Gewohnheit, abends vor dem Zubettgehen die Zähne zu putzen. Ganz unbewusst greifen wir dabei erst zu unserer Zahnbürste, dann zu der Zahnpasta und putzen, ohne groß darüber nachzudenken, zunächst die untere und dann die obere Reihe unserer Zähne. In dem Buch *Atomic Habits* vergleicht James Clear Gewohnheiten mit einem Abkürzungspfad, der ursprünglich nicht angelegt war, aber durch die mehrfache Benutzung platt getreten wurde und dadurch zu einem häufig gegangenen Weg wird. Verschiedene Gewohnheiten können positive, aber auch negative Auswirkungen auf unseren Alltag haben. Während uns das tägliche Zähneputzen vor Karies schützt, kann das abendliche Smartphonescrollen unsere Schlafqualität negativ beeinflussen, weil das Blaulicht die Bildung des Schlafhormons Melatonin stört.

Moderne Social-Media-Unternehmen programmieren ihre Anwendungen so, dass sie sich möglichst oft und schnell in den Alltag ihrer Nutzer:innen als Gewohnheit einfügen. Denn je routinierter wir diese Apps nutzen, desto mehr Daten können diese Unternehmen über uns sammeln, die unser zukünftiges Nutzungsverhalten vorhersagen können – und das ist schließlich deren Geschäftsmodell (mehr dazu später).

Doch wie entstehen eigentlich Gewohnheiten und was macht unsere Social-Media-Nutzung so schnell zu einer meist ungesunden Eigenart? Die Angewohnheit, häufig zu unserem Smartphone zu greifen, erlernen wir – wie andere Gewohnheiten auch – in diesen vier Schritten:

Auslöser – Handlung – Belohnung – Investition

Nehmen wir ein einfaches Beispiel: Euer Handy **vibriert (Auslöser)**, weil ihr eine Nachricht erhalten habt. Ihr nehmt das **Handy in die Hand (Handlung)**, seid **aufgeregt (Belohnung)** und fragt euch, wer euch wohl geschrieben hat. Ihr klickt auf WhatsApp und investiert eure **Zeit (Investition)**, um nachzusehen, was für eine Nachricht ihr bekommen habt. So einfach knüpft ihr einen Auslöser (hier das Vibrieren eures Handys) an eine Handlung (euren Bildschirm entsperren). Wenn ihr dieses Verhalten häufig wiederholt, bildet sich eine Gewohnheit, und ihr denkt gar nicht mehr darüber nach, wenn ihr beim Vibrieren eures Handys danach greift – eine Gewohnheit ist entstanden.

1. Auslöser

Welche Auslöser kann es geben, die uns dazu bewegen, unser Handy in die Hand zu nehmen und Social Media zu öffnen? In der Wissenschaft wird zwischen zwei Arten von Auslösern unterschieden. Einmal gibt es Reize, die von **außen** kommen. Das sind zum Beispiel das Klingeln eures Handys, das Vibrieren eurer Smartwatch und Push-Benachrichtigungen. Kennt ihr das? Ihr wollt euch gerade auf irgendeine Aufgabe konzentrieren, und aus dem Augenwinkel seht ihr euer Smartphone aufleuchten. Ihr versucht, es zu ignorieren, aber irgendwann seid ihr so neugierig, dass ihr nachschaut, was für einen Snap ihr gerade bekommen habt. Ein Klick weiter und ihr versinkt in den Tiefen eurer Social-Media-Plattformen.

Mit den **Benachrichtigungen** haben sich die App-Entwickler:innen die wohl mächtigste Funktion ausgedacht, mit der sie unsere Aufmerksamkeit jederzeit auf unser Smartphone ziehen können. Das Besondere daran ist: Wir müssen es in diesem Moment nicht einmal benutzen. Die kleinen Anzeigen auf unserem Homescreen leuchten sogar hell auf, wenn wir es beiseite gelegt haben. Dabei wird nichts dem Zufall überlassen – erst recht nicht die Farbe der kleinen Benachrichtigungen, die an der oberen Ecke der Apps angezeigt werden. Das helle Rot wird dafür eingesetzt, unsere Aufmerksamkeit möglichst schnell und effektiv auf die Benachrichtigung zu ziehen. Dabei machen sich die Programmierer:innen aus dem Silicon Valley zunutze, dass die Signalfarbe Rot von unserem Gehirn mit Gefahr assoziiert wird, da sie in der Natur oft mit Bedrohungen verbunden ist, zum Beispiel weil Blut auf eine Verletzung hindeutet. Wir gehen der Ursache deswegen instinktiv schnell auf den Grund, und obwohl wir eigentlich stark sein wollen, können wir gar nicht anders als nachzuschauen, was sich hinter den roten Feldern verbirgt. Und wenn wir dann schon einmal eine Nachricht auf Instagram lesen, können wir bei der Gelegenheit ja auch gleich die neuen Storys checken.

Tipp

Du kannst diese Benachrichtigungen in deinen Smartphone-Einstellungen ausschalten. Klicke dazu auf die entsprechende App und verwalte die Art der Mitteilungen, die du dieser Plattform erlauben möchtest. Das gibt dir die Macht zurück, selbst zu entscheiden, wann du deine Nachrichten checken möchtest und wann nicht.

Neben den äußeren gibt es auch **innere Auslöser**, die eure Gewohnheit, an das Smartphone zu gehen, aktivieren. Diese sind schwieriger zu entlarven, weil es sich dabei häufig um Emotionen handelt.

Wenn wir von diesen Emotionen beeinflusst Social Media verwenden, verknüpft unser Gehirn diese mit der Smartphone-Nutzung, was schnell dazu führen kann, dass wir Probleme wie Stress oder Einsamkeit zwar kurzfristig mit Social Media betäuben, aber uns gar nicht mehr wirklich bewusst sind, dass diese hinter unserer Handlung stecken. Gerade negative Emotionen können eine starke Abhängigkeit nach der – häufig nur kurzfristig wirkenden – Problemlösung nach sich ziehen.

2. Handlung

Diese individuellen Auslöser bewirken, dass wir **handeln**, indem wir unsere Smartphones benutzen – das geschieht bei einer Gewohnheit irgendwann ganz automatisch und unbewusst.

Reflexion

Was denkst du, welche inneren Auslöser bei dir ausschlaggebend sind?

- ☐ Langeweile
- ☐ Stress
- ☐ Einsamkeit
- ☐ Selbstzweifel
- ☐ Verliebtheit
- ☐ Sehnsucht
- ☐ ____________________
- ☐ ____________________
- ☐ ____________________
- ☐ ____________________

ZWEI TIPPS, WIE DU DIR DIESE HANDLUNG INS BEWUSSTSEIN RUFEN KANNST UND DIE GEWOHNHEIT ÄNDERST:

- **Apps neu anordnen:** Kennst du das, wenn deine Finger eine App öffnen, obwohl du das eigentlich gar nicht wolltest? Dieses Muskelgedächtnis kannst du dir abgewöhnen, indem du von Zeit zu Zeit die Apps auf deinem Bildschirm neu anordnest.

- **Dazwischenschalten:** Die App **OneSec** zwingt dich jedes Mal, bevor du eine Anwendung öffnest, einmal tief durchzuatmen. Diese Verzögerung kannst du nutzen, um darüber nachzudenken, ob und wieso du die Plattform gerade wirklich anklicken möchtest. Es lohnt sich!

3. Belohnung

Nun kommt der Teil, der wirklich dafür sorgt, dass wir abhängig von einer Handlung werden, und das sogar körperlich. Eine wichtige Rolle spielt hierbei der Botenstoff **Dopamin**, der für unsere Motivations- und Antriebsfähigkeit sorgt. Deswegen wird Dopamin im Volksmund oft als »Glückshormon« bezeichnet. Doch wie eng steht Dopamin mit Glück im Zusammenhang? Studien zeigen, dass Dopamin nicht erst ausgeschüttet wird, wenn wir glücklich sind, sondern vor allem dann, wenn wir auf ein Glücksgefühl hoffen. Es ist also gar nicht der Inhalt der Nachricht, der uns in Aufregung versetzt, sondern die Hoffnung auf das, was in der Nachricht stehen könnte. Vielleicht hat dein Schwarm dir seine Liebe gestanden, eventuell bist du plötzlich reich geworden, und möglicherweise hat dein gerade eben hochgeladenes TikTok unzählige neue Likes bekommen.

Dopamin dockt an unsere Rezeptoren an, und wir sind ganz gespannt, während wir mit zitternden Fingern auf das Nachrichtensymbol klicken. Entspricht die Nachricht dann auch noch unseren Erwartungen, sorgen Endorphine und körpereigene Opiate für einen endgültigen Glücksrausch. Es fühlt sich an, als wären wir high. Diese Belohnungsmechanismen haben allerdings die Nebenwirkung, dass sie uns süchtig machen können. Wir werden konditioniert, dieses Verhalten zu wiederholen. Doch je öfter wir unseren Körper in diesen

Aufregungszustand versetzen, desto mehr gewöhnen sich unsere Rezeptoren an die stetige Dopamin- und Endorphinzufuhr. Die Folge: Wir brauchen immer mehr davon. Und genau das ist der beabsichtigte Effekt.

Social-Media-Konzerne arbeiten willentlich mit diesen Erkenntnissen und bauen sogenannte **»Attention Engineers«** (zu Deutsch: Aufmerksamkeitsingeneure) in ihre Apps ein, welche unsere Reize und damit die Bildung von Glückshormonen auslösen. Sie nutzen die Funktionsweisen des menschlichen Gehirns aus, um uns neurobiologisch zu beeinflussen. Denn während wir den Glückshormonen in unserem Feed nachjagen, sammeln die Unternehmen immer mehr Informationen in Form von Daten über unser Nutzungsverhalten. Diese setzen sie zu einem Gesamtbild unserer Wünsche, Unsicherheiten und unseres unbefriedigten Verlangens zusammen. Je genauer dieses Bild wird, desto zielgerichteter können sie neue Bedürfnisse in uns wecken (mehr dazu im übernächsten Kapitel). Und damit verdienen die Unternehmen ihr Geld.

Werfen wir einen Blick auf die eingebauten Funktionen der Social-Media-Apps und betrachten sie im Licht der nicht ganz uneigennützigen Konzerninteressen. Der **Gefällt-mir-Button** auf Facebook oder die **roten Herzchen** auf Instagram oder TikTok dienen dazu, den Nutzer:innen direkte Anerkennung zu vermitteln, und knüpfen an das menschliche Bedürfnis nach sozialer Zugehörigkeit an. Zudem machen sie die Beliebtheit und den sozialen Status anhand von Zahlen messbar und vergleichbar – ein absolutes Paradies für die narzisstisch veranlagte Seite unseres Gehirns, das mit den ausgeschütteten Glückshormonen eine Party feiert. Wenn unser gerade hochgeladenes Bild allerdings nicht so viele Likes erhält wie erhofft, sind wir frustriert. Statt des Hormons Oxytocin, welches bei sozialer Anerkennung ausgeschüttet wird, Anspannung reduziert und das Belohnungszentrum aktiviert, bekommen wir eine Portion des Stresshormons Cortisol, welches dafür sorgt, dass wir uns niedergeschlagen fühlen. Das kann zu depressiven Verstimmungen bis hin zu echten Depressionen führen. Zusätzlich darf man nicht vergessen, dass unsere Rezeptoren sich an das Dopamin gewöhnen. Das bedeutet, wenn wir uns zu Beginn unserer Social-Media-Reise schon über die zehn Likes unserer besten Freund:innen gefreut haben, brauchen wir jetzt Hunderte, um dasselbe Glücksgefühl zu erzeugen.

Daneben bieten Plattformen spielerische Elemente, die sogenannte **Gamification**, die zur Steigerung der Interaktion eingesetzt werden. Der »Gefolgt«-Bereich auf Instagram ist ein bekanntes Beispiel, bei dem das Sammeln von Follower:innen als Erfolgserlebnis dargestellt wird. Auch auf Snapchat gibt es mit der Streak und den Meilensteinen gamifizierte Funktionen, die den Wettbewerbsgeist der Nutzer:innen befeuern.

Die **Gelesen-Funktion** auf Messengerdiensten zeigt nicht nur an, dass unser:e Gesprächspartner:in unsere Nachricht gelesen hat, sondern setzt unser Gehirn auch in die Erwartungshaltung einer Antwort. Mit den zwei blauen Häkchen haben die Plattformbetreiber vor allem eine Person am Haken: dich. Das Warten auf eine Antwort kann besonders ungeduldig machen, wenn man eine Nachricht an jemanden schickt, bei der man unsicher ist, wie er oder sie reagieren wird. Unser Herz klopft immer heftiger. Wenn dann noch die drei kleinen Punkte angezeigt werden und wir somit wissen, dass unser:e Kommunikationspartner:in tippt, entfaltet das Dopamin ein weiteres Mal seine gewünschte Wirkung.

Für ein weiteres Auf und Ab deines Hormonspiegels sorgt

das Pull-to-refresh-Rädchen. Es führt dazu, dass nach dem Aktualisieren der Seite (meistens durch das Wischen nach unten) die Inhalte neu sortiert werden. Dieser Prozess kann mit einem Glücksspielautomaten verglichen werden. Wie beim einarmigen Banditen drückt man auf einen Knopf und bekommt frische Bilder angezeigt, die man nicht beeinflussen kann. Das macht uns neugierig auf weitere Inhalte, sodass wir gar nicht anders können, als die Seite neu zu laden.

Neben den offen einsehbaren Funktionen der Plattformen sorgen Algorithmen für einen zusätzlichen Suchteffekt. Für diese hat jede Plattform eine Art Geheimrezept, welches nicht transparent nach außen kommuniziert wird. Aber was machen Algorithmen eigentlich? Sie sorgen dafür, dass uns auf unserer For You Page oder in unserem Feed individuell auf unsere Interessen zugeschnittene Inhalte in wechselnder Reihenfolge angezeigt werden. Der TikTok-Algorithmus ist zum Beispiel bekannt dafür, dass er besonders gut einschätzen kann, welche Inhalte seine Nutzer:innen gern konsumieren, und sieht vereinfacht ungefähr so aus:

Plike × Vlike + Pcomment × Vcomment + Eplaytime × Vplaytime + Pplay × Vplay

Was genau die Buchstaben P, V und E bedeuten, ist von TikTok nicht genau definiert. Aber was man sehen kann, ist, dass der Algorithmus die Gefällt-mir-Angaben (like), Kommentare (comment), Zeit (playtime) und Häufigkeit des Abspielens eines Kurzvideos (play) in seine Vorhersagen miteinbezieht und so das geschätzte Interesse der Person hinter dem Display berechnet. Es spielen also die Vorlieben des konkreten Nutzenden, aber auch die Erfolgszahlen des Inhalts bei anderen Nutzer:innen eine Rolle für den Algorithmus und damit für die Inhalte, die du angezeigt bekommst. Das Rätsel hinter den sagenumwobenen Algorithmen bleibt spannend, und bevor jemand es tatsächlich löst und somit der ganze »Spaß« vorhersehbar wird, passen die Plattformen ihre Formeln stetig an und verändern sie. Kein Wunder, dass das süchtig macht.

4. Investition

Als Letztes spielt für die Bildung und Aufrechterhaltung einer Gewohnheit die Investition eine Rolle. Hierbei kann es sich um finanzielle Investments, Informationen oder schlicht die Zeit, die wir in eine Aktivität stecken, handeln. Diese Investition knüpft an eine verzerrte Wahrnehmung von uns an, die sich »eskalierendes Commitment« nennt. Dahinter verbirgt sich die Angewohnheit des Menschen, sich gegenüber einer früheren Entscheidung oder Investition verpflichtet zu fühlen. Dies geschieht insbesondere aus dem Aspekt der Selbstrechtfertigung. Es fällt schwer, sich einzugestehen, dass wir in der Vergangenheit schlechte Entscheidungen getroffen haben, zum Beispiel, dass wir so viel Zeit auf sozialen Plattformen verbracht haben, obwohl uns das langfristig nicht glücklich gemacht hat.

Fassen wir zusammen: Die sozialen Medien sind so konzipiert, dass sie uns abhängig machen. Wir sind nicht schwach, nicht undiszipliniert, nicht leicht ablenkbar, sondern Opfer eines ausgeklügelten Systems. Der erste Schritt zur Überwindung dieser Gewohnheiten ist gemacht, indem ihr euch deutlich gemacht habt, wie diese Plattformen funktionieren – nun ist es an der Zeit, diese Erkenntnisse in die Tat umzusetzen und bewusstere Entscheidungen zu treffen.

Wie du ungesunde Gewohnheiten ablegen kannst:

Die allererste Frage, die du dir stellen solltest, ist, ob die Gewohnheit überhaupt ungesund für dich ist. Hast du das Gefühl, dass du durch den übermäßigen Konsum von Social Media unglücklich(er) bist? Stehen die sozialen Medien deinen Lebenszielen im Weg?

☐ ja ☐ teilweise ☐ nein

Zuerst solltest du dich genau **beobachten** und herausfinden, was die äußeren und inneren Auslöser sind, die dich zu deinem Smartphone greifen lassen. Notiere sie:

____

____

____

____

____

____

Welche **Bedürfnisse** stecken hinter deinem Social-Media-Konsum? Möchtest du zum Beispiel Anerkennung von deinen Freund:innen erhalten?

____

____

____

____

____

Wie könntest du diese Bedürfnisse **auf andere Weise** befriedigen? Kannst du dir diese Anerkennung zum Beispiel selbst geben? Was müsstest du dafür tun?

____

____

____

____

Sei geduldig mit dir. Du hast diese Gewohnheit vermutlich schon jahrelang verinnerlicht und es geht nicht von heute auf morgen, sie wieder zu verlernen. Sieh jeden Tag als neue Chance und probiere es so lange, bis sich neue Pfade in deinem Gehirn erschlossen haben.

NOCH MEHR TIPPS ZUR GEWOHNHEITSBILDUNG

- **Schwarz-Weiß-Denken:** Besonders die bunten Farben auf Social Media können dazu beitragen, dass wir süchtig werden. Dabei wirkt diese Farbgebung auf das limbische System, die Funktionseinheit unseres Gehirns, die für unsere Emotionsregulation verantwortlich ist. Plattformen nutzen daher Farben, um unsere Emotionen zu beeinflussen und damit unsere digitalen Entscheidungen zu steuern. So können beispielsweise Grün und Blau eine beruhigende Wirkung haben, während Rot, Orange und Gelb unsere Aufmerksamkeit eher erregen und länger auf der Plattform halten. Diese Farbpsychologie spielt übrigens auch in der Werbeindustrie eine entscheidende Rolle. Eine Möglichkeit, diesem Effekt entgegenzuwirken, besteht darin, dein Display auf Graustufen umzuschalten, um das Smartphone visuell weniger ansprechend zu machen. Diese Einstellung findest du bei den meisten Smartphones unter »Bedienungshilfen«.

- **Browser benutzen:** Social-Media-Plattformen über den Browser aufzurufen macht die Erfahrung weniger bequem und flüssig. Das kann dir insbesondere dann helfen, wenn du auf Social Media eigentlich nur etwas nachschauen willst und dabei nicht in den Tiefen der Plattform versinken möchtest. Hier kannst du die Langeweile in der Ladezeit nutzen, um neue Gewohnheiten an diesen Auslöser zu knüpfen.

- **Einfach mal abschalten:** Lege feste Zeiten fest, in denen du ab jetzt immer dein Smartphone ausschaltest. Für mich ist das die erste Stunde am Morgen und die letzte Stunde am Abend, die ich mir für mich freihalte. Zudem verbringe ich meinen Sonntag ohne Handy.

  Notiere: Diese Zeit verbringe ich ab jetzt smartphonefrei:

  ____

  ____

- **Standhaft bleiben:** Überlege dir Bedingungen, die du an deinen Social-Media-Konsum stellst. Ich habe zum Beispiel eine Woche lang mein Smartphone nur im Stehen benutzt. Vielleicht hilft dir das ja auch, deinen Konsum zu beschränken.

- **Fokus-Modi nutzen:** Mit den neuen Smartphone-Updates gibt es die Möglichkeit, individuelle Fokus-Modi einzustellen. Hier kannst du regeln, welche Mitteilungen dich erreichen dürfen, wenn du arbeitest, lernst oder Zeit für dich brauchst, und du kannst zu festen Tages- und Nachtzeiten nur Benachrichtigungen von bestimmten Personen oder Apps erlauben. Das sind die Modi, die ich in meinem Alltag nutze:

- **Zeit für mich:** Wenn mein Smartphone in diesen Modus eingestellt ist, kann mich niemand erreichen, und ich habe nur meine Meditations- und Hörbuch-App auf meinem Homescreen.

- **Arbeiten:** Bei diesem Fokusmodus kann nur Nora mich erreichen, und ich erhalte nur Benachrichtigungen von den Apps, die ich für das Arbeiten brauche, in meinem Fall Microsoft Teams und Slack.

- **Schlafen:** Dieser Modus wird automatisch zu meinen Schlafenszeiten aktiviert, stellt alle Benachrichtigungen aus und dunkelt mein Smartphone-Display ab – damit die Bildung des Schlafhormons Melatonin nicht beeinträchtigt wird.

- **Lernen:** In diesem Fokus können mich nur die Freund:innen erreichen, mit denen ich in der Uni gern mal meine Kaffeepause verbringe. Er ist mit dem Standort meiner Universität verknüpft und aktiviert sich automatisch, sobald ich dort bin.

- **Bildschirmzeit(-Code):** Es kann helfen, die Zeit, die du auf einer bestimmten App verbringst, mithilfe der Bildschirmzeitfunktion auf deinem Smartphone zu begrenzen. Allerdings ist es bei lange erlernten Gewohnheiten schwierig, diese selbst auferlegten Grenzen einzuhalten, wenn die Versuchung zu groß ist. Ich empfehle dir, eine Person in deinem Umfeld zu bitten, einen Bildschirmzeit-Code einzurichten und zu verwalten, sodass du die von dir festgelegte Zeit nicht mit einem Klick auf den »Heute-nicht-Button« überschreiten kannst. Nach einer Weile kannst du damit beginnen, die Bildschirmzeitfunktion wieder als einen Auslöser zu nutzen und sie nach den gerade erlernten Grundsätzen mit einer neuen Gewohnheit zu verknüpfen. Immer wenn du die Benachrichtigung erhältst, erinnere dich daran, dass du jedes Mal, wenn du dein Handy danach beiseite legst, Stück für Stück eine neue positive Gewohnheit in deinem Leben etablierst.

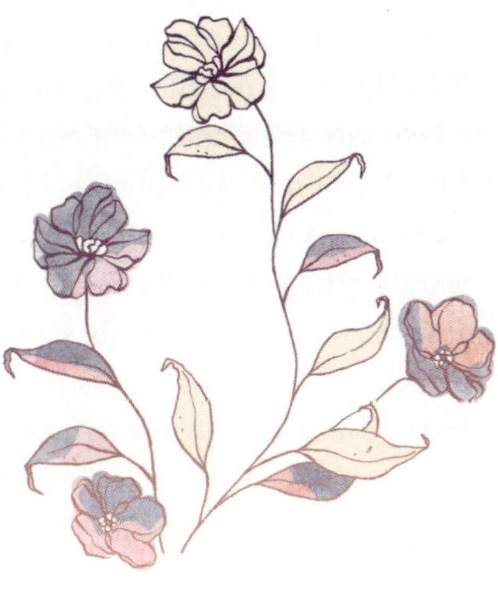

Sucht: #handysuchti – aber echt | Nora

SUCHT IST EIN starkes Wort. Ein hartes. Sucht ist final. Mehr geht nicht. Sucht ist das Ich-kann-nicht-Ohne. Sucht ist niemals gut. Sucht ist etwas anderes, als abhängig zu sein. Mehr als das, was Lea soeben beschrieben hat. Und wenn mich heute jemand fragen würde, ob ich jemals süchtig nach Social Media war, dann weiß ich nicht, ob ich das zu hundert Prozent verneinen könnte.

Jetzt, mit 25 Jahren, habe ich meinen Konsum gut im Griff. Ich kann wochenlang, monatelang ohne die bunten Bilder und Videos auf Instagram und TikTok auskommen. Aber noch vor ein paar Monaten hätte das anders ausgesehen. Ich ging ohne jegliche Selbstkontrolle zigmal am Tag auf Instagram, schaute, ob es etwas Neues gab (und es gab immer etwas Neues). Saß abends fünf Stunden auf der Couch und scrollte durch TikTok, bis es draußen finster wurde und ich drinnen im Dunkeln saß. Ich stand nicht einmal auf, um das Licht anzumachen. Nicht mal auf Toilette gehen musste ich, denn ich vergaß in diesem Rausch natürlich auch zu trinken.

Aus dieser Spirale rausgekommen bin ich nur durch eine glückliche Fügung. Eine Woche Urlaub stand an, und ich wollte in dieser Zeit nicht nur besonders präsent sein, sondern auch viel lesen. Diese Woche war so angenehm und das Buch so gut, dass ich mir eine Challenge vornahm: Würde ich es einen ganzen Monat ohne Instagram und TikTok aushalten? YouTube erlaubte ich mir, da das »langsamer« Content war. Nun, ich hielt es drei Monate sehr erfolgreich durch und bin seitdem ein anderer Mensch. Ein Mensch mit mehr Zeit, anderen Gedanken, anderen Interessen. Ein Mensch, der auf sich achtet und Instagram und TikTok kritischer gegenübersteht.

Mittlerweile mache ich keinen strengen Detox mehr. Eine Zeit lang checkte ich auf TikTok regelmäßig, ob mein Schwarm etwas gepostet hatte (meistens nicht) und ob ich Nachrichten erhalten hatte (meistens ebenfalls nicht). Und so schnell ich das gecheckt hatte, so schnell schloss ich die App auch wieder. Irgendwann war mir das zu blöd. Ich bleibe der App nun einfach generell fern. Und »einfacher« wird es tatsächlich, wenn man es erst mal ein paar Tage durchgehalten hat. Ich erinnere mich dann immer gern an die drei wertvollen Monate Detox. Sie haben mir gezeigt, wie stressfrei das Leben ohne Social Media sein kann.

Heute würde ich die Zeit vor der Auszeit, diese vielen Stunden auf den Plattformen, als Verschwendung bezeichnen. Verschwendete Lebenszeit, verschwendetes Potenzial, verschwendete Gedanken. Es war unterhaltend, manchmal hat es mir etwas beigebracht, es war im Großen und Ganzen mit positiven Gefühlen verbunden. Aber es war eben Zeit, die ich jetzt im Nachhinein lieber in ein gutes Buch, einen guten Film oder Menschen gesteckt hätte, die mir etwas bedeuten. Ich werde diese Zeit nie zurückbekommen, aber ich kann es ab sofort anders machen. Jetzt, da ich begriffen habe, dass ich abhängig war. Nicht nur von dem Konsum und den Glückshormonen, die dieser mit sich brachte, sondern auch von Likes, Kommentaren und Anerkennung. Hatte ich etwas gepostet, wollte ich Bestätigung. Etwas, von dem ich mich nur frei machen konnte, indem ich mit dem Posten auf Instagram aufgehört habe. Nicht zuletzt, weil ich Momente, die mich glücklich machen, nicht (mehr) von anderen Menschen bewerten lassen möchte.

Übung

Dopaminliste – versuche mindestens 15 Aktivitäten aufzuschreiben, die nichts mit Social Media zu tun haben.

Neben guten Büchern, guten Filmen und einfach Hobbys abseits des Social-Media-Dschungels hat es mir auch geholfen, eine Liste mit Aktivitäten anzulegen, die mich glücklich machen – tatsächlich ein Tipp, den ich mal von Lea bekommen habe.

Wenn euch ein Detox oder eine Liste hilft, euch von eurer Sucht zu lösen, dann wunderbar. Aber es gibt auch eine Social-Media-Sucht, die nicht durch eigene Kraft zu behandeln ist und professionelle Hilfe verlangt. Seit das Internet und die sozialen Medien immer wichtigere Begleiter in unserem Leben geworden sind, steigt auch die Anzahl der Suchterkrankten.

2017 fand eine Studie der Deutschen Angestellten Krankenkasse (DAK) und des Deutschen Zentrums für Suchtfragen am Universitätsklinikum Hamburg-Eppendorf (UKE) heraus, dass 2,6 Prozent der Zwölf- bis Siebzehnjährigen in Deutschland abhängig sind von Instagram, WhatsApp und anderen Messengerdiensten, mit denen per Smartphone miteinander kommuniziert werden kann. In absoluten Zahlen gesprochen sind das 100.000 süchtige junge Menschen. Laut der Studie zeichnet diese Sucht sich vor allem durch Folgendes aus:

- ständige Gedanken an das Smartphone oder eventuelle neue Nachrichten
- Traurigkeit, Unruhe, Gereiztheit
- Verlust der Kontrolle, das Stoppen des Konsums ist nicht möglich

Alarmierend: Da die Studie bereits aus dem Jahr 2017 ist, wurden TikTok und die Auswirkungen der Coronapandemie nicht betrachtet. Es ist also davon auszugehen, dass die Zahl der Social-Media-süchtigen Jugendlichen heute sogar noch höher ist. Und auch die Dunkelziffer ist mit großer Wahrscheinlichkeit hoch, da die wenigsten Jugendlichen sich Hilfe suchen. Solltet ihr oder jemand, den ihr kennt, unter einer Social-Media-Sucht leiden, findet ihr unter www.krisenchat.de Hilfe. Eine Social-Media-Sucht ist nichts, für das wir uns schämen müssen. Sie ist ein Zeichen für unbewussten Konsum – etwas, was uns nie jemand beigebracht hat. Seid verständnisvoll mit euch – es gibt einen Ausweg und Hilfe. Ihr seid nicht allein.

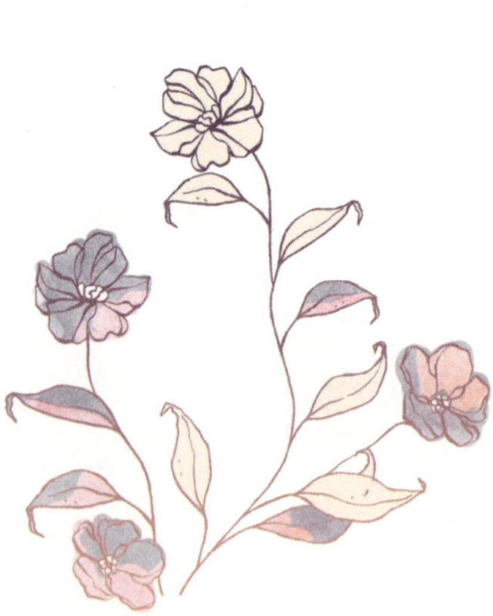

Werbung & Bedürfnisse: Lieber haben als brauchen | Lea

TRISTAN HARRIS, ein ehemaliger Google-Mitarbeiter, spricht in der Dokumentation *The Social Dilemma* davon, dass man, wenn man für einen Social-Media-Dienst nicht bezahlt, selbst zum Produkt gemacht wird. Und selbst wenn wir nicht merken, dass wir vermessen, überwacht und vermarktet werden, so geschieht es dennoch. Es ist unser Pakt mit dem Teufel als Gegenleistung für die vielfältigen und praktischen Funktionen, die uns die Social-Media-Apps bieten. Sollte euch im ersten Moment in den Sinn kommen: »Solange ich weiter scrollen und chatten kann, ist mir das eigentlich ziemlich egal«, dann haltet kurz inne und denkt an die Person in eurem Leben, die euch am besten kennt. Was glaubt ihr, wie viel Macht sie über euch hätte, wenn sie euch schaden wollen würde? Und glaubt ihr, dass Social-Media-Konzerne wie Meta, ByteDance und Twitter diese Macht vertrauensvoll nutzen?

Was die sozialen Medien über euch wissen, geht weit über eure Profilinformationen wie euren Namen, euer Geschlecht, Alter und euren Wohnort hinaus. Tatsächlich können insbesondere eure Aktivitäten auf einer sozialen Plattform viel mehr über euch und euer zukünftiges Verhalten verraten, als ihr vielleicht auf den ersten Blick vermutet. Selbst wenn ihr den Gefällt-mir-Button nicht drückt, verfolgen Meta (und andere Social-Media-Konzerne) genau, welche Inhalte ihr euch anseht, wie lange ihr auf den Postings verweilt, wonach ihr sucht, wie viel Zeit ihr insgesamt auf der Plattform verbringt, bevor ihr sie verlasst, und wann ihr zurückkommt. Hinzu können eure Standortdaten eine Menge über euch preisgeben – von euren Einkaufsgewohnheiten über eure Arbeit oder Schule bis hin zu eurer Wohnsituation. Soziale Medien kennen euren Alltag, eure Wünsche, wissen, mit wem ihr gerade welche Art von Kontakt pflegt, wessen Bilder ihr abends im Bett anschaut, und sehen selbst die Selfies, die ihr nicht von euch postet. Ihr seid für sie ein offenes Buch, und sie bringen euch sogar dazu, die Seiten für sie umzublättern, damit sie euch noch leichter lesen können.

Mit all diesen persönlichen Informationen, die Social-Media-Unternehmen über euch und andere Nutzer:innen sammeln, verdienen sie eine Menge Geld. Im Jahr 2022 erwirtschaftete Meta rund 116,6 Milliarden US-Dollar – und das, obwohl unsere Daten an sich erst mal ziemlich wertlos sind. Wertvoll sind die hinter den Daten stehenden Persönlichkeitsmerkmale und Verhaltensmuster, die Spezialist:innen aus ihnen herauslesen können. Sobald Unternehmen verstehen, wie ihr euch verhaltet, spielen sie euch auf euch zugeschnittene Werbung aus und versuchen euch so zu einer Kaufentscheidung zu bewegen. Diese Datensammlung erschafft ein präzises digitales Abbild von euch, das die Unternehmen dazu nutzen, Bedürfnisse in euch zu wecken und damit euer Kaufverhalten zu steuern.

Denn hinter jeder unserer Kaufentscheidungen steht ein Wunsch, den wir mit dem entsprechenden Produkt zu erfüllen versuchen. Das kann das Bedürfnis nach Zugehörigkeit, Status, Selbstverwirklichung, Erfolg oder einfach das Verlangen nach einem kleinen Glücksmoment sein. Stellt euch vor, ihr habt eine anstrengende Phase hinter euch und wollt euch belohnen. Wie oft greift ihr in diesen Moment zu Konsum als Mittel zur Befriedigung? Ein neues Parfüm, eine schicke Uhr, ein trendiges Skincare-Produkt, ein schöner Strauß Blumen oder ein kuscheliger Pullover und euer Dopaminwert steigt.

Doch warum ist das so? In unserer westlichen Kultur geht es bei Produkten oft um mehr als nur ihren Nutzen, sie vermitteln uns ein Lebensgefühl. Statussymbole wie ein neues Smartphone, ein teures Auto oder eine Luxushandtasche stehen für finanzielle Stabilität, was viele Menschen als einen Maßstab für Erfolg betrachten. In seinem Buch *Konsum – Warum wir kaufen, was wir nicht brauchen* beschreibt Carl Tillessen, wie sich der Lebenszyklus von Waren im Kapitalismus von dem natürlichen Verschleiß eines Produkts hin zu einem psychischen Verschleiß verändert hat. Früher nutzten wir Gegenstände so lange, bis sie ihren Zweck nicht mehr erfüllen konnten. Sobald ein Pullover so voller Löcher war, dass er nicht mehr warm hielt, wurde er weggeschmissen. Heutzutage nutzen wir viele Waren nur noch so lange, bis sie aus der Mode kommen oder ein neueres Modell verfügbar ist. Wir sortieren sie aus, schon lange bevor sie ihren Zweck nicht mehr erfüllen können. Kein Wunder also, dass Apple im Jahr 2011 mit dem Slogan »Wenn du kein iPhone hast, hast du kein iPhone« warb. Es geht oft weniger darum, was man braucht, sondern eher darum, was man haben will.

Die sozialen Medien versorgen uns immer mit den neusten Trends und vermitteln uns das Gefühl, dass unser Glück nur noch ein weiteres Produkt entfernt ist. Influencer:innen haben Konsum zu ihrem Beruf gemacht und verdienen ihr Geld damit, ihre eigenen Erfolgsgeschichten voller materieller Prestigeobjekte zu vermarkten. Überall sieht man Werbeanzeigen, Produktplatzierungen, und jede Woche werden wir mit einem neuen Trendprodukt überrascht. Alles um uns herum schreit, dass wir so, wie wir sind, nicht gut genug sind. Und den Firmen dahinter geht es oft nicht darum, dass wir uns besser fühlen, sondern darum, dass wir kaufen. Moralische Überlegungen oder Werte wie Nachhaltigkeit und Selbstfürsorge werden dabei häufig außer Acht gelassen oder nur als Werbeaufhänger für Haarmasken mit Vanilleduft, Nahrungsergänzungsmittel, Wimpernseren, teure Kosmetikprodukte und Fitness-Shakes benutzt. Es kostet so viel, die vermeintlich beste Version von uns selbst zu sein.

Letztendlich sind jedoch wir diejenigen, die Entscheidungen darüber treffen, ob wir uns der Macht der Social-Media-Konzerne und der Werbeunternehmen unterwerfen oder nicht. Möchten wir uns wirklich von Werbeanzeigen zum Kauf jedes Trendprodukts beeinflussen lassen, nur um irgendwann festzustellen, dass wir Dinge angehäuft haben, die letztlich unsere innere Leere widerspiegeln, die wir mit materiellen Dingen zu füllen versucht haben? Brauchen wir wirklich all das, um ein erstrebenswertes Leben zu führen? Auf dem Weg dorthin, von der Gesellschaft vorgegebene Ziele zu erreichen, vergessen viele von uns zu leben, und bemerken eines Tages, dass sie auf Erfolge hingearbeitet haben, die gar nicht glücklich machen. Doch zu welchem Preis?

TIPPS FÜR NACHHALTIGE KAUFENTSCHEIDUNGEN:

- **Bestandsaufnahme:** Schau dich in deinem Zimmer um. Wie viele Dinge besitzt du, die du gekauft, aber kaum benutzt hast? Was hängt ungetragen in deinem Kleiderschrank? Was liegt unbenutzt auf deiner Kommode? Lege all diese Dinge auf einen Stapel und betrachte die Masse an Gegenständen, die dich zwar kurzfristig glücklich gemacht haben, die aber jetzt nutzlos und vergessen in einer Ecke verstauben. Ein unangenehmes Gefühl, nicht wahr? Du hast dein hart verdientes Geld ausgegeben und zeitliche Ressourcen verbraucht, ohne darüber nachzudenken, ob du diese Dinge wirklich brauchst. Es ist an der Zeit, ehrlich zu dir selbst zu sein. Scham und Wut sind ein wichtiger Teil des Prozesses, um zu verhindern, dass du in Zukunft ähnliche Fehler begehst.

- Betrachten wir die Gegenstände nun genauer: In welchen Produktkategorien kaufst du oft Dinge, die sich im Nachhinein als nutzlos erweisen?

____

____

____

____

- Welche drei großen oder kleinen Investitionen hast du im letzten Monat getätigt? Wie glücklich machen sie dich auf einer Skala von 1 bis 10?

____

____

____

- **Kaufentscheidungen hinterfragen:** Lassen wir die Vergangenheit hinter uns und richten den Fokus auf die Zukunft. Statt impulsiv zu handeln, solltest du dir zukünftig folgende Fragen stellen, bevor du etwas kaufst:

- Wie glücklich wird mich der Gegenstand in einem Jahr machen? Ist er eine Investition in mein langfristiges Glück oder nur ein kurzfristiger Glücksschub?

____

____

____

____

____

- Wie viele Stunden muss ich arbeiten, um mir diesen Gegenstand leisten zu können? Ist er den Aufwand wert, oder gibt es sinnvollere Wege, meine finanziellen Ressourcen zu nutzen?

____

____

____

- Erfüllt der Gegenstand einen tatsächlichen Zweck, oder kaufe ich ihn bloß, um ihn zu besitzen?

____

____

____

- Welche Werte symbolisiert das Produkt? Stehe ich dahinter?

- **In Erfahrungen investieren:** In Erfahrungen zu investieren ist nicht nur nachhaltiger, sondern macht dich Erkenntnissen der Wissenschaft zufolge auch glücklicher. Schreibe eine Liste mit fünf Erfahrungen, die du im nächsten Jahr gern erleben möchtest und für die es sich zu sparen lohnt:

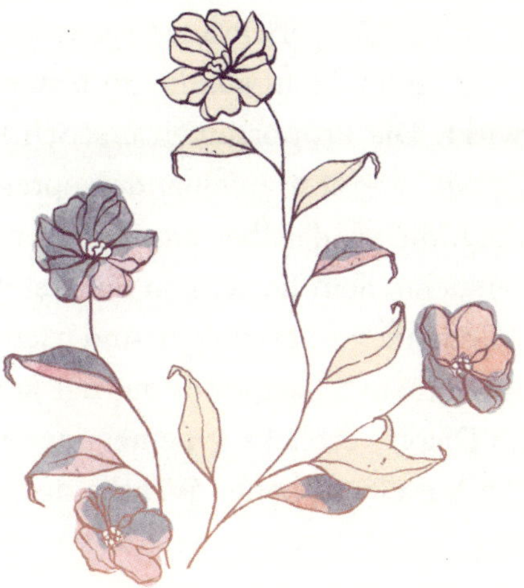

Körperwahrnehmung: Wieso kann ich nicht so aussehen wie die Frauen auf Instagram? | Lea

ES IST SAMSTAGMITTAG, und ich bin in einem Einkaufszentrum – oder wie ich es nenne: der lautlose Tod meines Selbstbewusstseins inmitten von Kindergeschrei und Konsum-Chaos. Ich stehe in Unterwäsche in einer viel zu engen, muffigen Umkleidekabine und inspiziere mich im kaltweißen Licht. Eine Mischung aus Abscheu und Verzweiflung blitzt mir aus den Augen der Person entgegen, die mir durch das Spiegelbild entgegenschaut. Sie betrachtet mit Argwohn die Dehnungsstreifen, die sich filigran über die Oberschenkel hin bis zum Po ziehen, und die Rollen an ihrem Bauch. Rote Druckstellen von der gerade abgelegten Kleidung zeichnen sich auf ihrer fahlen Haut ab, die im blauen Schein fast durchsichtig wirkt. Die Proportionen erscheinen unförmig, die spröden Lippen sind fest aufeinandergepresst, als ob sie die Enttäuschung, die sie darüber empfindet, nicht offenbaren will. Ich versuche, dem Locken zu widerstehen, nicht in den negativen Gedanken zu ertrinken, und fische stattdessen mit kalten Fingern mein Smartphone aus der Jackentasche.

Auf meinem Display erblicke ich eine junge Frau, die sich nymphenhaft in korallenfarbener Wäsche auf einem Laken rekelt. Ihre Haut ist glatt und sonnengeküsst, ihre femininen

Kurven ergänzen in einzigartiger Balance die maskuline Härte ihrer klar definierten Muskeln. Die orangefarbene Abendsonne taucht ihre Haare in ein glänzendes Gold, welches in welligen Strähnen ihr wohlgeformtes Gesicht, ihre vollen roten Lippen und ihre meerblauen Augen umspielt. *Wieso kann ich nicht so aussehen wie die Frauen auf Instagram?*, denke ich, während ich von einer Flut an Selbstzweifeln verschlungen werde.

Öffne ich meine Kamera in einer Social-Media-App, werden mir Hunderte Filter angezeigt, mit denen ich mein äußeres Erscheinungsbild verändern kann. Alle Hautunreinheiten verschwinden, mein Gesicht ist kunstvoll konturiert, die Nase schmaler, Augen und Lippen größer – ich sehe aus wie eine der Kardashians. Mit der Weiterentwicklung der dahinterstehenden Technologien wirken die Filter immer echter, sodass die Grenze zwischen Realität und Bearbeitung immer mehr verschwimmt. Während ich mich früher mit Prominenten wie Selena Gomez oder Miley Cyrus verglichen habe, ist nun **mein verzerrtes Selbst** zum vermeintlich erreichbaren Schönheitsstandard geworden. Denn wenn mein Umfeld positiv auf ein bearbeitetes Bild reagiert, speichert mein Gehirn das ab. Es entsteht ein immer stärkerer Wunsch, diese verfälschte Version von mir selbst zu verkörpern, und so greife ich immer öfter zu den verlockenden Filtern.

In meinen Feed werden mir nicht nur mit Filtern versehene Bilder angespült, sondern auch solche, die mit Facetune, Photoshop, Lightroom oder VSCO bearbeitet wurden. Ein bisschen Zähne aufhellen da, die Haare voluminöser machen dort. *Soziale Medien sind fake.* Aufgrund dessen steigen jährlich die Zahlen an Schönheitseingriffen und sorgen dafür, dass viele Menschen immer mehr wie die Filter aussehen, die sie zuvor fleißig auf Social Media genutzt haben. Die Folge: Unser Schönheitsbild verändert sich. Mittlerweile existiert sogar ein Krankheitsbild, das den Namen der verantwortlichen Social-Media-App trägt. Bei der **Snapchat-Dysmorphophobie** leiden Erkrankte unter einer gestörten Wahrnehmung ihres eigenen Körpers. Auslöser sind die Filter und falschen Repräsentationen des eigenen Selbst auf Social Media. Und die Algorithmen der Plattformen begünstigen diese Entwicklung: Inhalte von Menschen, die dem vorherrschenden Schönheitsideal entsprechen, werden uns bevorzugt und dementsprechend häufiger angezeigt.

Wenn ich einen Filter verwende, mit dem ich »schöner« aussehe, bekomme ich automatisch mehr Interaktionen in Form von Likes und Kommentaren. Ein warmes Gefühl durchströmt mich, Dopamin flutet mein Gehirn und versetzt mich in einen ekstatischen Rausch. »Siehst du, wenn du schön bist, wirst du mehr geliebt«, flüstert meine innere Kritikerin in mein Ohr und meint damit eigentlich: »Du bist nicht gut genug, so wie du bist.«

Tipp

Um zu verinnerlichen, wie sehr man sein äußeres Erscheinungsbild durch Fotobearbeitungs-Apps verändern kann, probiere doch mal mit einem Testbild selbst die Funktionen dieser Apps aus. Damit erkennst du zukünftig besser, ob bei Bildern nachgeholfen wurde oder ob sie unbearbeitet sind.

Selbst wenn soziale Medien in Bezug auf unsere Schönheitswahrnehmung oft verteufelt werden, sind die Plattformen nicht der Ursprung, sondern vielmehr Verstärker des zugrunde liegenden Phänomens. Schaue ich mir Werbespots von vor über vierzig Jahren an, werden schon damals Hausfrauen mit schlanker Taille und glänzenden Haaren präsentiert. Schon lange dreht sich alles darum schön, schöner und am schönsten zu sein.

Doch wieso eigentlich? Was macht Schönheit überhaupt aus, und liegt sie wirklich im Auge des Betrachters? Und wieso denken wir, schön ist gleich besser?

Kennt ihr die Tage, an denen man aufwacht und sich superwohl in seiner Haut fühlt? Die Haare sitzen perfekt, die Haut strahlt und alle Klamotten fügen sich perfekt an den Körper? Genau so ein Tag war es leider *nicht*, als ich mir durch die dichte Menschenmasse den Weg zu einem freien Platz in der Straßenbahn kämpfte. Und dann sah ich *ihn*. Ich hätte schwören können, dass in diesem Moment die Zeit stillstand, damit ich jedes Detail *seiner* Präsenz festhalten und in mich einsaugen konnte. Zuerst fielen mir seine vollen Lippen auf, die er zu einem freundlichen Lächeln formte. Sein Gesicht war gebräunt, symmetrisch und wurde durch seine markanten Wangenknochen perfekt in Szene gesetzt. Seine dunkelbraunen Haare glänzten in den gelegentlichen Lichtstrahlen, die durch das Fenster der Straßenbahn drangen, und seine Augen schimmerten in einem tiefen Bernsteinton. Unter seinem Leinenhemd zeichneten sich muskulöse Arme ab, die auf einen sportlichen Körperbau hinwiesen. Ich hatte noch nie jemanden so Schönes gesehen. Nicht einmal die ersten Sonnenstrahlen im Frühling konnten mit dem Leuchten mithalten, das ihn umgab. Ich war von der Schönheit dieses Menschen geblendet. *Was für eine Macht Schönheit doch hat.*

Studien belegen, dass attraktivere Menschen tatsächlich eine Vielzahl von Vorteilen aufgrund ihres Aussehens genießen. Das sogenannte **Pretty-Privilege-Phänomen** beschreibt, dass schöne Menschen häufiger bessere Noten bekommen, mehr von ihren Eltern geliebt werden, Erfolg versprechendere Karrierechancen haben, mehr Geld verdienen und sogar in Gerichtsverfahren milder bestraft werden. Doch welche Menschen wir als schön empfinden, ist das Ergebnis eines komplexen Zusammenspiels verschiedenster Einflüsse, welche die Wissenschaft bis heute noch nicht vollständig ergründet hat. Einig ist man sich allerdings, dass es im Wesentlichen von drei Faktoren abhängt, von wem wir uns angezogen fühlen.

Denken wir zurück an die Situation in der Straßenbahn, als ich *ihn* gesehen habe. Mein **biologisches Ich** konzentriert sich besonders auf die Merkmale, die seine Fortpflanzungsfähigkeit und genetische Qualität widerspiegeln. Ein symmetrisches Gesicht, klare Haut, glänzende Haare und volle Lippen deuten darauf hin, dass *er* – rein genetisch betrachtet – der perfekte Vater meiner Kinder wäre. Dass wir Jugend, Gesundheit und Symmetrie als attraktiv empfinden, ist demnach evolutionär bedingt und fest in uns verankert.

Wandelbarer hingegen ist die Betrachtungsweise meines **gesellschaftlichen Ichs**, dessen Wahrnehmung von Schönheit durch die Kultur und Menschen, mit denen ich mich umgebe, geprägt ist. Da ich im 21. Jahrhundert in Deutschland aufgewachsen bin, achte ich bei *ihm* besonders auf seine muskulösen Arme, seine leicht gebräunte Haut und ein gepflegtes Äußeres, die das westliche Schönheitsideal darstellen. Er symbolisiert durch seine sportliche Statur den Lebensplan und die Werte, die wir in unserer Überfluss- und Leistungsgesellschaft als erstrebenswert ansehen: Disziplin,

Ausdauer und Widerstandsfähigkeit sind – für die meisten – der Schlüssel zu einem glücklichen und erfüllten Leben mit Reichtum, Eigentum und Erfolg. Sind das auch die Dinge, die ihr euch von eurem eigenen Leben erhofft? Ich für meinen Teil bin mir da gar nicht so sicher.

Reflexion

1. Welche äußeren Merkmale findest du schön? Sind dir die Eigenschaften an einem Menschen wichtig, die diese Schönheitsideale repräsentieren?

____

____

____

____

____

2. Und andersherum: Welche Werte sind dir bei einem Menschen wichtig? Wie sieht der Mensch aus, der diese Werte lebt?

____

____

____

____

____

Tipp

Um andere Menschen nicht so sehr nach ihrem Äußeren zu beurteilen, kannst du zum Beispiel die Augen schließen und dich nur auf die Dinge konzentrieren, die sie sagen.

Als Letztes kommt mein **Erfahrungs-Ich** zum Zug, welches meine eigenen Erinnerungen und Emotionen in die Wahrnehmung von Schönheit einfließen lässt. So ist es vermutlich kein Zufall, dass er mit seinen dunklen Haaren, tiefbraunen Augen und seiner freundlichen Ausstrahlung wie eine perfekte Mischung aus Leon von *Die Wilden Kerle,* Tim von *TKKG* und Fred von *Die Wilden Hühner* aussieht. Er erinnerte mich so sehr an diese Charaktere, in die ich mich in meiner Jugendzeit zum ersten Mal verliebt hatte und mit deren Aussehen ich deshalb starke Emotionen verknüpfte.

Das Empfinden von Schönheit ist also sehr subjektiv – jede:r von uns nimmt Schönheit anders wahr, und das ist gut so. Als ich mich näher mit dem Thema beschäftigt habe, bin ich auf einen Versuch der mathematischen Berechnung von Schönheit gestoßen, dessen Ergebnis mich überrascht und berührt hat. Ich habe oft das Gefühl, dass die schönsten Menschen mit etwas Besonderem gesegnet sind, Glück in der Genlotterie hatten und irgendwie besser sind. Doch die Forschung sagt etwas ganz anderes: Wir finden schön, was der Durchschnitt des uns Bekannten ist. Das heißt, schöne Menschen sind der Durchschnitt von der Gesamtheit aller. Die Teile an uns, die dem gängigen Schönheitsideal *nicht* entsprechen, sind somit etwas Außergewöhnliches, was uns von der Masse abhebt. Das bedeutet, dass sie etwas ganz Besonderes sind, das nicht jede:r hat. Ist das nicht eigentlich ein schöner Gedanke?

TIPPS FÜR MEHR SELBSTLIEBE & AKZEPTANZ DEINES KÖRPERS

- **Körpermeditation:** Unser Körper ist ein wahres Wunder. Wir verdanken es ihm, dass wir uns bewegen, lesen und sehen können und ein Bewusstsein für all die schönen Dinge um uns herum haben. Auf diese Funktionen deines Körpers solltest du dich besinnen, wenn du von Zeit zu Zeit mit deinem Körper unzufrieden bist – zum Beispiel im Rahmen der folgenden Körpermeditation:

  Setze dich an einen gemütlichen Ort und schließe die Augen. Wandere jetzt gedanklich nach und nach durch deinen Körper und betrachte deine Körperteile von außen. Gern kannst du deine Hände zu Hilfe nehmen, um die Haptik deines Körpers zu erkunden. Konzentriere dich zuerst auf deine Füße. Worüber sind deine Füße schon gelaufen? Kannst du dich daran erinnern, wie sich feuchtes Gras unter deinen nackten Fußsohlen anfühlt, wie weit dich deine Füße schon getragen haben? Wandere nun hinauf zu deinen Beinen und erinnere dich an deinen letzten Urlaub. Was hast du mithilfe deiner Beine erkundet, welche Orte hast du für dich entdeckt? Weißt du noch, wie es sich anfühlte, als das letzte Mal das salzige Wasser des Meeres an deine Waden gespült wurde? Als Nächstes lenke deine Aufmerksamkeit auf deinen Bauch. Wann hast du das letzte Mal vor Aufregung und Verliebtheit ein Kribbeln darin verspürt? Wenn du dich nun auf deine Arme fokussierst, denke daran, was sie schon getragen haben. Haben sie dich bei deinem letzten Umzug unterstützt, deine Einkäufe nach Hause getragen? Als Letztes konzentriere dich auf dein Gesicht. Was hat deine Lippen zum Lächeln gebracht? Was hast du mit deinem Mund gegessen und geschmeckt? Was hat deine Nase für Düfte wahrgenommen, und was war ein besonderes Na-

turspektakel, das du mit deinen Augen betrachtet hast? Was für ein Wunder dein Körper doch ist!

- **Betrachte deinen Körper als Teil der Natur:** Würdest du jemals am Straßenrand eine Blume erblicken und dir denken: Die ist aber hässlich! Hast du jemals einen Sonnenuntergang beobachtet und dir gedacht: Da habe ich aber auch echt schon viel Schönere gesehen! Die Fotografin Alicja Brodowicz bildet in ihrer Kunst Parallelitäten zwischen dem menschlichen Körper und der Natur ab. So zeigt sie beispielsweise die Ähnlichkeit zwischen Rückenfalten und der Rinde eines Baumes. Diese Bilder haben mir ein ganz anderes Verhältnis zu meinen Dehnungsstreifen, Bauchfalten und den durschimmernden Adern an meinem Arm vermittelt. Vielleicht inspiriert dich diese Kunst ja ebenfalls und ermöglicht es dir, durch die Schönheit der Natur die Schönheit deines eigenen Körpers (wieder) zu entdecken.

- **Perspektivenwechsel:** Es gab früher Tage, da bin ich nicht in die Schule gegangen, weil ich mich für einen Pickel geschämt habe. Ich war davon überzeugt, dass alle um mich herum nur daraufstarren und mich deswegen verurteilen würden. Irgendwann hatte eine Klassenkameradin ebenfalls einen Pickel, und ich schaute sie an und dachte mir: »Das macht dich kein bisschen weniger schön.« Seitdem sehe ich meine Unsicherheiten anders. Meine Haut ist nicht meine Persönlichkeit. Mein Gewicht ist nicht meine Seele. Es sind andere Dinge, auf die es ankommt. Und deinem Umfeld fällt längst nicht so viel an dir auf, wie du selbst wahrnimmst und kritisierst.

- **Schenke deinem Körper Aufmerksamkeit & Liebe:** Es wäre zweifellos gerechter, wenn etwas Wahlloses wie Schönheit absolut bedeutungslos wäre – doch das ist sie nicht. Damit du die Schönheit deines eigenen Körpers zelebrieren kannst, schenke ihm sowohl von innen als auch von außen deine Aufmerksamkeit. Bedenke stets: Dein Körper wird dich auf deinem gesamten Lebensweg begleiten, daher behandle ihn mit Achtsamkeit und Fürsorge.

In den sozialen Medien findet man nicht nur unrealistische und negative Schönheitsideale, sondern auch Bewegungen, die sich dafür einsetzen, eine Vielfalt an Körpertypen in ihren Beiträgen zu präsentieren. Insbesondere die Darstellung von Menschen, die nicht dem »traditionellen Schönheitsideal entsprechen«, hat das Ziel, Offenheit zu fördern und allen Menschen dabei zu helfen, sich in ihrem eigenen Körper wohlzufühlen. Diese **Body-Positivity-Bewegungen** erhalten jedoch manchmal Kritik dafür, dass sie noch mehr Bedeutung auf das Aussehen legen. Daher setzen einige Bewegungen stattdessen auf den Ansatz der **Körperneutralität** (sog. **Body-Neutrality**), bei der es darum geht, den Fokus weg vom Aussehen hin auf die Funktionalität des Körpers zu verlagern und ihn so zu akzeptieren, wie er ist. Ihr Ziel ist es, dass Schönheit in zwischenmenschlichen Beziehungen irgendwann kaum noch Bedeutung hat. Und so sollte es doch auch sein, oder?

Perfektion & Optimierungswahn: Wie perfekt muss ich sein? | Nora

ETHIK WAR ZU SCHULZEITEN eines meiner Lieblingsfächer. Vor allem im Abi, als es dann um moralisches Handeln ging (Kant, Schopenhauer, Nietzsche usw.). Ich würde sogar so weit gehen zu sagen, dass das, was ich in diesen Stunden lernte, mich als Mensch grundlegend geformt hat. Nie hatte ich mich so intensiv mit der Frage beschäftigt, was es heißt, ein guter Mensch zu sein. Man lernt eben doch nicht nur für einen Test, sondern fürs Leben.

Einen Kritikpunkt habe ich jedoch: Wir hätten die Lerninhalte mehr mit aktuellen Themen wie Social Media verknüpfen sollen. Denn die sozialen Medien sind – zumindest in den Bubbles, in denen ich mich herumtreibe – der Möchtegern-Bilderbuchort, an dem Perfektionismus und Unfehlbarkeit gepredigt werden. Wo sich anscheinend an alle Normen und Werte gehalten wird, wo Korrektheit großgeschrieben wird, wo Meinungen für Jahrzehnte bleiben und auch nach Jahrzehnten noch vorgehalten werden. Vielleicht hört man es schon heraus – ich stehe diesem Drang nach Optimierung ein wenig kritisch gegenüber. Ich selbst bin dabei jedoch Teil des Problems.

Das Internet kennt fast alle meine Ansichten, Wertvorstellungen, Meinungen zu gewissen Themen, Gefühle und Fehler. Das beste Beispiel ist wahrscheinlich ein Video aus dem

Jahr 2017. Die Bundestagswahl stand an, und ich habe vor der Kamera den Wahl-O-Mat genutzt. Ich stand zu meinen Meinungen und hatte (normal für mein Alter und mein mäßiges Interesse an Politik) ein gewisses Halbwissen. Ich schnitt die Stellen, an denen dieses Halbwissen sehr deutlich zutage trat, aber nicht raus, sondern ließ sie drin. Das war nun mal authentisch, das war nun mal ich. Ich schämte mich nicht dafür. Jetzt muss ich wahrscheinlich nicht betonen, dass es unter diesem Video sehr viel Kritik gehagelt hat. Aber wirklich von allen Seiten. Wenn ich mir das Video heute anschaue, bin ich nicht nur einige Jahre älter, sondern auch mindestens viermal klüger als damals. Jedenfalls erkenne ich jetzt, was manche Leute so verwerflich fanden. Das Video habe ich dann zur Schadensbegrenzung gelöscht.

Ähnliche Kommentarspalten habe ich unter meinen Videos zu Feminismus, Vegetarismus, Veganismus, Minimalismus und Zero Waste vorgefunden. In meinen Vlogs, die ja nicht nur ein Thema behandeln, sondern einen Einblick in meine gesamte Woche geben, zeigte ich lange Zeit nur das, wozu ich auch stehen konnte. Ja, ich versuchte, ohne Plastikmüll zu leben. Das habe ich auch sehr gut geschafft. Trotzdem kaufte ich hier und da mal eine Packung Hafermilch im Tetra Pak oder nahm mir ein Thai-Curry to go mit. In Momenten wie diesen hielt ich aber nicht die Kamera auf das, was ich tat. Ich wollte keine Werbung für etwas machen, für das man meiner Meinung nach nicht werben sollte. Dasselbe galt für Mode von Fast-Fashion-Marken, das heimliche Stück Käse an der Supermarkt-Theke und das Frühstücksei, zu dem mich mein Papa überredete. All diese Dinge fanden in meinem echten Leben (selten, aber manchmal) statt – doch nie in meinen Videos.

Das Ergebnis war zum einen, dass die Menschen dachten,

ich würde an andere einen hohen Maßstab anlegen und wäre eine total starre, perfektionistische Person. Zum anderen bewirkte meine Heimlichtuerei, dass ich Angst hatte, im Supermarkt von Follower:innen gesehen zu werden und damit dem unfassbar hohen Anspruch, den die Leute an mich hatten, nicht gerecht zu werden. Dieses Phänomen hat man bei Influencer:innen ja oft. Bei denen, die sich gar nicht um Nachhaltigkeit scheren, schreibt niemand erboste Kommentare. Doch bei jenen, die es so gut wie möglich versuchen, wird alles kritisiert. Die Wahrheit liegt irgendwo dazwischen: Ein durchschnittlicher Mensch kann nicht auf alles achten und alles perfekt machen. Also kaufen wir auch mal etwas von einer Fast-Fashion-Brand oder naschen als Veganer:innen ein Stück Käse.

Ich fing dann irgendwann an, den Leuten zu sagen, was ich auf Social Media zeige und was nicht. Denn nur, weil ich wohl oder übel auch in Plastik verpackte Lebensmittel kaufe, bedeutet das noch lange nicht, dass ich dafür – wenn auch indirekt – werben will. Das Internet vergisst nichts – auch nicht die Aussagen, die bereits ein paar Wochen, Monate oder gar Jahre zurückliegen. Aber ich möchte an dieser Stelle ganz deutlich betonen: Es ist okay, wenn jemand seine:ihre eigene Meinung ändert. Es liegt in der Natur von uns Menschen, dass wir uns stetig verändern und damit auch unsere Meinungen, Werte und Handlungen nicht auf ewig dieselben bleiben. Gerade in jungen Jahren ist kaum eine Meinung final. Hätte mir das jemand mit 22 gesagt, als ich gerade auf Weltverbesserungskurs war, hätte ich mit Sicherheit behauptet, dass meine Lebensweise aber auf diesen und jenen Fakten basiert und ich keinen Grund sehe, sie in naher Zukunft zu ändern. Es brauchte dann allerdings nur den Umzug in eine andere Stadt (keine ausgeklügelte Mülltrennung in Wien) und eine Vollzeitbeschäftigung (bei der ich das Mittagessen in der To-go-Box bestellte), um einen Schlussstrich unter mein strenges Zero-Waste-Leben zu setzen. Was ich damit sagen will? So final gewisse Lebenseinstellungen, die ich auf Social Media teile, manchmal erscheinen, so veränderbar sind sie eigentlich.

Nun habe ich viel über das Weltverbessern gesprochen und wie Perfektionismus und Optimierungswahn damit zusammenhängen. Dabei ist auf Social Media eine ganz andere Art von Perfektion(ismus) viel offensichtlicher: das verdammte perfekte Bild, das wir nach außen tragen wollen. Mit gestellten, geschönten Bildern, mit einem Feed, in dem alles zusammenpasst, mit Captions, die irgendwo herauskopiert wurden, und mit Storys, die nur die Highlights unseres Tages präsentieren. Aber als ich mir überlegt habe, wann soziale Medien eigentlich so fake geworden sind, fiel mir auf, dass sie eigentlich schon immer fake waren. Schon immer nutzten wir die sozialen Medien als Plattform, um uns selbst zu präsentieren, jedoch ist das, was wir da präsentierten, ein aufwendig inszeniertes Schauspiel. Wen wir da zeigen, das ist nie so ganz wir selbst, sondern immer ein idealisiertes Bild von uns. Wer würde auch freiwillig seine vermeintlich schlechten Seiten allen frei zugänglich machen? Nein, das, was wir online stellen, ist seit jeher ein winzig kleiner Ausschnitt unseres Lebens, während der Rest verborgen bleibt.

Zuschauer:innen begehen dann allerdings oft den Fehler zu denken, sie kennen die Person auf der anderen Seite des Bildschirms. Ein Trugschluss mit teils verheerenden Folgen. Denn wir nehmen das Bild, das die Person von sich preisgibt, als Maßstab für unser eigenes Leben. Vergleichen uns damit, ganz automatisch. Lea wird in einem der nächsten Kapitel noch näher darauf eingehen, dass das nicht immer etwas Schlechtes sein muss, denn Vergleiche sind zuerst einmal »Abgleiche« mit einer anderen Person: Wie verhält sie sich im Gegensatz zu mir? Wie sieht sie aus im Gegensatz zu mir? Was macht sie aus im Gegensatz zu mir? Problematisch wird es, wenn Vergleiche dafür sorgen, dass wir uns schlecht fühlen. *Die Person hat ein spannenderes Leben, sieht besser aus als ich und macht all diese coolen Dinge. Ich wäre gern mehr wie sie!* Leider passiert das viel zu häufig und ist einer der Gründe, warum soziale Medien für sehr viel mentale Probleme in unserer Generation verantwortlich sind. Ständig werden wir mit dem Gefühl konfrontiert, dass wir so, wie wir sind, nicht gut genug sind. Dass unser authentisches Selbst nicht ausreicht, um Likes zu kassieren oder Onlinefreundschaften zu schließen. Hier gibt es zwei Möglichkeiten: entweder wir lehnen uns dagegen auf oder wir spielen das Spiel mit.

Ich habe mich irgendwann auf meiner YouTube-Reise für Ersteres entschieden – weil was wären Daily Vlogs ohne Authentizität? Ich halte also auch an schlechten Tagen mein Gesicht in die Kamera und erzähle offen von meinen Problemen. Dass das trotzdem nicht zu 100 Prozent ICH ist, ist klar. Schließlich filme ich nur maximal 40 Minuten meiner Woche und gebe nie *alles* preis. Auch Instagram habe ich lange Zeit sehr unperfektionistisch, also eher spontan, bespielt. Ich bin einfach nicht eine von denen, die schöne Storys machen können. Und auf meinen Kanal schaffen es sowieso nur unbearbeitete Analogfotos.

Aber irgendwann lernte ich zwei Menschen kennen, die ihren Instagram-Auftritt mehr als genau nahmen. Nicht nur verwendeten sie eine App, mit der man den eigenen Feed im Voraus planen und anschauen kann, welche Kacheln gut zusammenpassen, sondern jede ihrer Storys war makellos. Ich zweifelte plötzlich extrem an meinem visuellen Auge und Verständnis – und installierte schlussendlich dieselbe Planungs-App. Für Storys brauchte ich fortan ewig, da ich alles überdachte. Das war der Anfang vom Ende meiner Instagram-Liebesgeschichte. Das Zerdenken hat die Leichtigkeit kaputt gemacht. Den kreativen Flow. Es war nicht mehr authentisch und damit nicht mehr ich. Und als ich das merkte, ließ ich das Posten ganz bleiben. Mittlerweile stelle ich kaum noch etwas auf Instagram, denn wenn man einmal durch die Brille des Perfektionismus gesehen hat, fällt es schwer, sie wieder abzusetzen.

Aber auch als Konsumentin hat diese Überstilisierung etwas mit mir gemacht. Ich kann die Girlies, die nur ihre schönen Tisch-Stillleben und dunklen Momentaufnahmen posten, einfach nicht mehr sehen. Das ist alles so gleich und nichts ist mehr besonders, nichts ist mehr »unpassend« oder persönlich. Einfach langweilig. Aber das ist nur meine Ansicht …

DAMIT DIR DER SPASS AN DEN PLATTFORMEN NICHT GENOMMEN WIRD, KOMMEN HIER EIN PAAR TIPPS:

- Sei du selbst.
- Klar ist es okay, ein gewisses Bild von sich nach außen tragen zu wollen. Damit kannst du dich auch schützen. Aber bedenke dabei, dass du anderen damit ein unrealistisches Ideal vermitteln kannst.
- Glaube nicht alles, was du siehst. Sei dir stets bewusst, dass alles, was du auf Social Media konsumierst, nur ein kleiner Ausschnitt der Realität ist.

- Wenn du merkst, dass du dich beim Anschauen gewisser Accounts und deren Inhalten schlecht fühlst, entfolge ihnen.
- Perfektion ist vielfältig. Nicht nur das anscheinend makellose Aussehen von manchen Personen kann negative Gefühle auslösen, sondern auch deren Produktivität oder Lebensstandard. Hör in dich hinein und beobachte, was diese Inhalte mit dir machen. Warum fühlst du dich deswegen schlecht?
- Versuche, dir Inspiration abseits von Social Media zu holen. Besuche Büchereien, Museen, geh in die Natur, ins Kino oder blättere durch Zeitschriften.

Um noch mal auf die Frage in der Überschrift dieses Kapitels einzugehen: Ihr müsst überhaupt nicht perfekt sein! Es reicht einfach, wenn ihr ihr selbst seid. Das ist vollkommen genug. Und wer ihr auf Social Media sein wollt, das könnt ihr jeden Tag von Neuem entscheiden. Lasst euch da von niemandem etwas einreden, auch nicht von mir. Vielleicht seid ihr ja gerade »ihr«, wenn ihr euch auf Social Media völlig anders präsentiert, als ihr im analogen Leben seid. Seid, wer ihr sein wollt. Macht euch Social Media zu eigen und lasst alles, was euch nicht guttut, los.

Mein Tipp

zum Thema Perfektionismus | Lea:

Was in unserer Gesellschaft manchmal als »starke Schwäche« angesehen wird, die man sogar in Bewerbungsgesprächen mit Stolz nennt, steht mir im Alltag im Weg: mein Perfektionismus. Häufig fange ich eine Aufgabe nicht an, weil ich Angst davor habe, zu scheitern und meinen eigenen Erwartungen nicht gerecht zu werden. Geholfen hat mir tatsächlich die **80:20-Methode**. Die besagt, dass der Großteil der Arbeit (nämlich 80 Prozent) mit 20 Prozent des Gesamtaufwandes erreicht werden kann. Die restlichen 20 Prozent der Arbeit, die oft den letzten »perfekten Schliff« ausmachen, benötigen jedoch 80 Prozent der Zeit des Gesamtaufwandes und somit viel mehr Anstrengung. Seit ich dieses Prinzip kenne, überlege ich oft, ob mir die 80 Prozent des Ergebnisses ausreichen und ob ich wirklich die zusätzlichen Ressourcen aufbringen möchte, nur damit das Ergebnis zu 100 Prozent perfekt ist. Vor allem weil ich gemerkt habe, dass es bei vielen Dingen im Leben nicht auf Perfektion ankommt, sondern es wichtig ist, dass man es überhaupt schafft.

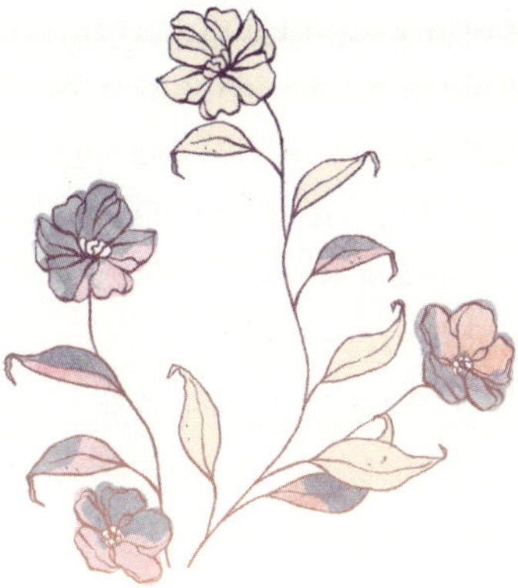

Vergleiche & Produktivität: Don't Compare Your Life to Someone's Highlight Reel | Lea

WAS WÜRDE ICH *nicht alles geben, um »That Girl« zu sein? Zumindest nicht mein Lebensglück.*

Auf TikTok kursiert seit Längerem ein Trend, bei dem Frauen versuchen, das *eine Mädchen* zu sein, das sein Leben im Griff hat. Sie steht früh auf, sie praktiziert Sonnengrüße beim Yoga, sie trinkt einen frisch gepressten Sellerie-Ingwer-Kurkuma-Spirulina-Grünkohlsaft, sie schreibt in ihr Dankbarkeitstagebuch und sie isst einen perfekt angerichteten Teller voll mit saisonalem Obst. Sie repräsentiert das Idealbild einer jungen Frau in meinem Alter und ist die vermeintliche Perfektion auf zwei Beinen. Wenn ich mein Leben mit ihrem vergleiche, fühle ich mich schlecht. Zwar regen mich auf der einen Seite die schön zusammengeschnittenen Videos dazu an, neue Tagesabläufe auszuprobieren und dadurch einige meiner selbst gesetzten Ziele zu erreichen. Auf der anderen Seite geben sie mir aber viel öfter das Gefühl, dass, wie ich jetzt lebe, nicht gut genug ist und ich effizienter werden muss.

Manchmal schaffe ich es nicht vor zehn Uhr aus dem Bett, frühstücke gezuckerte Cornflakes und sitze abends immer noch im selben Pyjama an meinem Schreibtisch, auf dem sechs benutzte Tassen und Gläser vom Vortag stehen. Wenn ich mich mit anderen messe, neige ich dazu, meine schlechtesten Seiten mit ihren besten zu messen. Selbst wenn der Begriff Vergleich bei mir erst einmal negative Assoziationen hervorruft, hat er durchaus seine Daseinsberechtigung. Nach der Theorie des sozialen Vergleichs gewinnen wir Menschen durch den Vergleich mit anderen Erkenntnisse über uns selbst und lernen uns dadurch besser kennen. Dieser Prozess kann uns zu mehr Selbstbewusstsein verhelfen, wenn wir erkennen, dass wir in manchen Dingen besser als andere sind (sogenannter **Abwärtsvergleich**). Gleichzeitig können solche Vergleiche uns zu persönlichem Wachstum inspirieren und motivieren, neue Fähigkeiten zu erlernen (sogenannter **Aufwärtsvergleich**). Allerdings neigen einige von uns dazu, in ungesunde Vergleichsmuster zu verfallen, insbesondere wenn wir psychisch nicht in bester Verfassung sind. Mangelt es uns zum Beispiel an Selbstbewusstsein, leiden wir an einer sozialen Angststörung oder unter Depressionen, tendieren wir dazu, unsere Vergleichspunkte falsch zu setzen. Wir vergleichen Ungleiches miteinander, in der Illusion, dass es sich um Gleiches handelt.

Einer meiner engsten Freunde ist ein wahrer Meister in der Küche. Er weiß genau, in welcher Balance er Zutaten und Gewürze kombinieren muss, um köstliche Gerichte zu kreieren. Wenn ich mich mit ihm vergleiche, überkommt mich ein Gefühl der Unterlegenheit, denn meine eigenen Kochfähigkeiten scheinen im Vergleich dazu eher bescheiden. Es tröstet mich dann, wenn ich daran denke, dass ich in den letzten Jahren einfach meine Zeit in andere Dinge investiert habe. Ich habe einen Verein gegründet, studiert, Zeit mit Freund:innen verbracht und ich schreibe dieses Buch. Meine Stärken verteilen sich auf verschiedene Bereiche, was dazu führt, dass ich zwar nicht in einzelnen Dingen überragend gut bin, aber dafür in vielen Dingen ganz gut. Wenn ich also auf einen Menschen treffe, der in einer Sache ziemlich gut ist, versuche ich, mir das ins Bewusstsein zu rufen und nicht nur einzelne Aspekte miteinander zu vergleichen, sondern vielmehr das Gesamtbild ins Auge zu fassen.

Zu dem Thema kursieren im Internet die Begriffe **Growth-Mindset** und **Fixed-Mindset**. Bei einer fixierten Einstellung (Fixed-Mindset) würde ich stagnieren und glauben, dass ich kein Talent habe, schlecht bin oder mir die richtigen Startbedingungen fehlen. Ich versuche hingegen nach einem Growth-Mindset zu leben. Wenn ich genug Zeit, Motivation und Disziplin investiere, kann ich mich in jedem Bereich weiterentwickeln und verschiedenste Fähigkeiten erlernen. Ich habe mich nur eben bewusst dazu entschieden, meine Ressourcen anders einzusetzen. Statt mich beim Kochen perfekt auszukennen, weiß ich einiges über Social Media, habe viele Bücher gelesen und erfolgreich ein Jurastudium abgeschlossen. So individuell, wie unser Körper ist, so individuell ist eben auch unser geistiger Prozess.

Reflexion für mehr Selbstliebe

In welchen Bereichen kennst du dich gut aus?

Trotzdem schaue ich mir oft Profile meiner Mitmenschen an und versuche, mich selbst einzuordnen. Bin ich schlauer, schöner, eloquenter oder erfolgreicher als sie? Die Anzahl der Likes benutze ich dabei fälschlicherweise als Maßstab, um diese subjektiven Bewertungskriterien irgendwie in ein Schema zu pressen.

Wenn ich mich in solchen Momenten erwische, erinnere ich mich gerne an dieses Zitat: *Don't compare somebody else's highlight reel to your behind the scenes.* Auf Social Media wird eben oft nur das gezeigt, was das perfekte Ich repräsentieren soll. Vielleicht sollten wir uns einfach generell weniger mit anderen vergleichen und uns vielmehr auf uns selbst und unsere *eigene* Entwicklung konzentrieren. Wer war ich gestern, was hat mich geprägt? Wer bin ich heute, was habe ich bereits erreicht? Und wer will ich morgen sein? Es gibt keinen Menschen, der dasselbe Leben gelebt hat und unter denselben Bedingungen gestartet ist – wieso sollte ich dann meinen Start mit dem Ziel eines anderen vergleichen?

Reflexion

Welche Entwicklung hast du in den letzten Jahren durchlebt, die dich heute stolz macht?

TIPPS FÜR DIE BEFREIUNG VON PAUSENLOSEN PRODUKTIVITÄTSGEDANKEN:

- **Vergleichspunkte überdenken:** Vergleichst du deine Noten mit einer Person, die den ganzen Tag lernt? Vergleichst du deinen Körper mit jemandem, der Sport zu seinem Beruf gemacht hat? Überdenke deine Vergleichspunkte. Ist es wirklich fair, dich mit dem Extrembeispiel dieser Kategorien zu vergleichen?

- **Quatsch-Pausen einlegen:** Plane Pausen mit Aktivitäten ein, die dich im Leben überhaupt nicht weiterbringen. Du musst in deiner Pause kein Buch lesen, Sport treiben oder dein Zimmer aufräumen. Sie soll dir einfach als Auszeit vom Leistungsdruck dienen und nicht dazu, ein neues Ziel zu erreichen.

- **Ansprüche stoppen:** Gibt es eine Aufgabe, die seit Wochen oder Monaten auf deiner To-do-Liste steht, die du aber bisher nicht erledigt hast? Ich habe mir zum Beispiel vorgenommen, meinen Keller auszuräumen, was mich unterbewusst stresst. Jetzt ist es an der Zeit für mich zu sagen: »Nein, diese Aufgabe mache ich erst mal nicht«, und damit gedanklich abzuschließen. Irgendwann kommt vielleicht der Tag, an dem du mit dem nötigen Antrieb aufwachst und sie dann erledigst, aber bis dahin sollte sie dir erst mal egal sein und dich nicht mehr stressen. Welche Aufgabe verschiebst du ständig?

  ____

  ____

  ____

Bewertungsmentalität: Count Less and Connect More! | Nora

SCHON WIEDER SIND welche gegangen. Sie gehen, wenn ich etwas poste. Sie gehen, wenn ich nichts poste. Oder sie kommen einfach nicht. Die Anzahl meiner Follower:innen stagniert. Auf jeden Fall wird sie nicht größer. Das nervt mich. Oder besser: Das hat mich die längste Zeit meines Onlinelebens genervt. Ich mache das seit Oktober 2012, also seit mehr als zehn Jahren (Stand 2023). Trotzdem bin ich, was die Anzahl der Follower:innen angeht, nur ein Sandkorn am Strand des Meeres der Persönlichkeiten auf Social Media. Auf YouTube bleibe ich ziemlich konstant bei um die 20.000 Abonennt:innen, auf Instagram waren es mal fast 6.000, jetzt sind es etwas über 5.000. Zeitweise schmerzte das. Bin ich nicht interessant genug? Ist die Bekannte aus meinem Umfeld interessanter? Warum steigen die Zahlen bei ihr so rasant? Meine Gedanken kreisten nur um dieses eine Thema. Und zwar ständig. Sie zerfraßen mich. Es war wirklich schlimm.

So richtig davon losgekommen bin ich erst, als ich a) alle Personen, mit denen ich mich verglichen habe, aus meinem Leben strich und b) fast alle Kooperationen aufgab. Ich habe weniger gepostet und stattdessen meinen Newsletter ins Leben gerufen. Eigentlich sollte dieser anfangs monatlich erscheinen, was er in den ersten Monaten auch tat. Mittlerweile habe ich ihn ein wenig aus den Augen verloren, wenn auch die Fortsetzung fest geplant ist. Denn bevor ich irgendetwas schreibe, obwohl ich nichts zu sagen habe, schreibe ich lieber gar nichts. Das habe ich in zehn Jahren Onlinepräsenz gelernt. Auch wenn »Reden ist Gold« mein Motto ist, ist Schweigen manchmal das einzig Richtige. Mein Newsletter hat nicht einmal 200 Leser:innen, und wisst ihr was? Das fühlt sich richtig gut an! Ich habe das Gefühl, dass das der feste Kern meiner Wegbegleiter:innen ist. Die, denen wirklich etwas an mir liegt. Genau wie jene, die immer noch meine Videos schauen, selbst wenn darin nichts Spannendes passiert und ich einfach nur dreißig Minuten von meinem Leben erzähle.

Tipp

Es kommt nicht auf die Anzahl der Follower:innen an, sondern auf deren Qualität. Wie sehr schätzen sie dich und wie wohlwollend sind sie dir gegenüber? Schon einige wenige Unterstützer:innen können Berge versetzen.

Doch heutzutage geht es überall nur um Likes, Follows, Klicks und Kommentare. Und damit um Schönheit, Gemochtwerden, Leistung und Lifestyle. Natürlich nicht nur bei Influencer:innen. Alle Menschen sind zu Vergleichsobjekten geworden. Das Thema ist vielschichtig – es macht etwas mit uns allen, wenn auch auf unterschiedliche Weise.

Die Macht der Zahlen

It's all about the numbers! Hinter Follower:innen, Likes und deren prominenten Platzierungen bei Profilen und Postings steckt das Kalkül der Plattformbetreiber. Diese wissen genau, wie sie mithilfe von Zahlen ihre Nutzer:innen um den Finger wickeln und zur Interaktion bringen können. Eine Untersuchung der University of California in Los Angeles veranschaulicht dies. In deren Rahmen veröffentlichte eine Gruppe von Wissenschaftler:innen um Lauren Sherman 2016 eine Studie mit dem Ergebnis, dass Likes das Belohnungszentrum im Gehirn aktivieren. Dabei wurde getestet, wie das Gehirn von Teenager auf die Likes von Fotos bei einer fiktiven Plattform, die ähnlich wie Instagram aufgebaut war, reagierte. Den 32 Proband:innen im Alter von 13 bis 18 Jahren wurden insgesamt 148 Bilder, die jeweils eine unterschiedliche Anzahl an Likes vorwiesen (von denen sie glaubten, dass sie von den anderen Teilnehmenden stammten), präsentiert. Dabei zeigten die Wissenschaftler:innen ihnen auch 40 Fotos, welche die Jugendlichen der Studie selbst beigesteuert hatten.

Bei der Beobachtung der Gehirne der Proband:innen mittels funktioneller Magnetresonanztomografie (fMRT) erwies sich, dass etliche Gehirnregionen aktiviert wurden, wenn der:die Jugendliche ein eigenes Foto sah. Der Nucleus accumbens – ein wichtiger Teil des Belohnungssystems im Großhirn – war dabei besonders aktiv. Die vermeintlichen Likes der anderen Teilnehmenden versetzten die jugendlichen Testpersonen also in eine deutlich gute Stimmung. »Bei ihnen wurden dieselben Mechanismen in Gang gesetzt wie beim Genuss von Schokolade oder beim Gewinn von Geld«, resümieren die Forscher:innen. Weitere Regionen, die reagierten, waren jene, die als das »soziale Gehirn« bekannt sind, und jene, die für visuelle Aufmerksamkeit zuständig sind. Was das für Auswirkungen auf unser Verhalten hat? Wir wollen mehr von diesem Gefühl! Also posten wir weiter, in der Hoffnung auf mehr Likes. Und schon sind wir in einer Spirale gefangen.

Eine weitere Aufgabe der Jugendlichen während der Studie war es, Bilder zu liken. Dabei fiel auf, dass, je mehr Likes ein Bild bereits besaß, es desto wahrscheinlicher war, dass die Proband:innen selbst eines verteilten – ganz unabhängig davon, was das Bild zeigte. »Teenager reagieren auf eine Information ganz anders, wenn sie glauben, dass diese von vielen Gleichaltrigen befürwortet beziehungsweise empfohlen wird – selbst dann, wenn es sich dabei eigentlich um Fremde handelt«, erklärt Sherman. Demnach beeinflussen Gruppenzwang und das Streben nach Anerkennung das Verhalten von jungen Menschen – selbst wenn ihnen die Personen dieser Gruppe unbekannt sind – maßgeblich. »Das zeigte sich sowohl im Gehirn als auch beim Entscheidungsverhalten der Teenager«, so die Forscher:innen.

Die positiven oder negativen Gefühle, die wir im Hinblick auf Zahlen auf Social Media verspüren, kommen also nicht von irgendwoher. Mit dem Bewusstsein, dass sie etwas mit unserem Gehirn anstellen, können wir unseren Social-Media-Konsum besser steuern. Wie fühle ich mich heute? Und bin ich mental stabil genug, mich nicht von Zahlen beeinflussen zu lassen? Denn bei folgenden zahlenbasierten Plattform-Features ist das Hinterfragen wichtig:

Likes

Likes, Herzchen, Gefällt-mir-Angaben, Sterne – wie man es auch nennen möchte: Sie sind *der* Ausdruck von Anerkennung. Ein Herzchen zu verteilen, das braucht wenig Anstrengung und wenig Zeit. Es ist für viele wie eine Routine, für andere ein sehr seltener Spaß. Ich persönlich klicke bei meinen Lieblings-YouTuber:innen und -Musiker:innen schon auf »Gefällt mir«, bevor das Video überhaupt angefangen hat. Ich like Bilder von gewissen Menschen immer – sogar wenn mich der Post nicht zu 100 Prozent anspricht –, einfach, damit der Algorithmus mir die Inhalte der Person weiterhin in den Feed spült. Und so like ich auch das zehnte Mal einen Videoschnipsel desselben Konzertmitschnitts von Taylor Swift auf TikTok. Nur um ja weiterhin ihre blonden Locken nach jedem fünften Swipe zu sehen.

Je mehr Likes, desto besser, ist klar. Es geht immer ums Mehr. Mehr ist mehr. Aber – und jetzt kommt der Haken: Es geht auch darum, *wer*. Ich kann mich an Phasen erinnern, da habe ich mich über viele Likes gefreut, aber es *musste* diese *eine* Person dabei sein, sonst drehte sich meine Stimmung. Ich kann mich erinnern, genau dieses Verlangen kehrt jedes Mal zurück, wenn ich eine Person treffe, die mir wichtig ist, meistens ist es, na klar, ein Schwarm. Likes sind ein Ausdruck von Zuneigung, von Interesse, von »Ich denke an dich«, »Ich sehe dich«. Das kann einen um den Verstand bringen. So guckt man nicht nur bei sich selbst nach, wer und wie viele es sind, sondern auch bei anderen. Vor allem in (Liebes-)Beziehungen kann das sehr belastend sein – ich bin da nicht ganz unschuldig. Ich hatte wirklich schreckliche Phasen, und das Schlimmste ist eigentlich: Nicht selten war an meinen Theorien, die ich aufgrund eines Likes aufgestellt habe, sogar was dran. Als Instagram erstmals davon sprach, die Like-Anzahl nicht mehr anzuzeigen, fand ich das super! Einerseits würde ich mich selbst dann nicht mehr kirre machen, andererseits könnte ich mich auch mit niemandem vergleichen. Doch das Verlangen nach »Kontrolle« war mir letztendlich wichtiger, als diese Funktionen bei meinen Postings wirklich anzuwenden.

Kommentare

Kommentare können zahlreich, tiefgründig, Emoji behangen oder gar nicht daherkommen. Wie sie es auch tun: Sie zählen. Denn noch mehr als Likes sind Kommis, wie sie auch liebevoll genannt werden, eine Form der Wertschätzung. Schließlich hat sich da gerade jemand deutlich mehr Zeit als für ein Like genommen, um etwas unter euren Beitrag zu platzieren. Habt ihr etwas gepostet, wartet ihr förmlich darauf, dass dies bemerkt wird. Schreibt dann niemand etwas, wertet ihr das gleich als Desinteresse. Als minderwertigen Beitrag. Als minderwertiges Selbst. Ich übertreibe nicht. Kein Kommentar ist manchmal sogar schlimmer als ein böser Kommentar. Immerhin nimmt euch dann irgendjemand wahr.

Fun Fact

Influencer:innen sind besonders auf Kommentare angewiesen. Dabei spielt in erster Linie nicht mal der Inhalt eine Rolle, sondern vor allem, wer hätte es gedacht, die Quantität. Denn der Algorithmus rechnet es hoch an, wenn Menschen Kommentare schreiben. Das kostet die Nutzer:innen nämlich Zeit – Zeit, die sie während des Schreibens nicht auf anderen Plattformen verbringen. Als Dank stufen die Plattformen den:die jeweilige Influencer:in dann hoch. Achtet doch mal darauf, wie häufig Influencer:innen kontroverse Dinge äußern und so einen Shitstorm erzeugen. Oftmals ist das nämlich gar nicht so unfreiwillig …

Das kann ich von mir selbst allerdings nicht behaupten, schließlich habe ich in meiner Social-Media-Laufbahn bereits Tausende schlimme, anmaßende, verwerfliche, destruktive, perverse Ich-hab-dich-nicht-danach-gefragt-Kommentare erhalten. (Nicht zu verwechseln mit konstruktiver Kritik, für die ich stets sehr dankbar bin.) Man macht sich ja doch sehr angreifbar mit einer Kommentarspalte, die für jede:n da draußen zugänglich ist. Ob als Influencer:in oder als Privatnutzer:in.

Kommentare sind im Übrigen auch etwas, worauf Konsument:innen sehr achten. Ich kenne das von mir selbst: Gleich nachdem ich ein YouTube-Video angeklickt habe, geht's erst mal runter in die Kommentarspalte. Da wird gespoilert, da werden Zeitstempel hervorgehoben, da wird gelästert, da wird gelobt. Es ist fast, als bräuchte ich diesen Input, um mir damit dann selbst ein Bild von dem Video machen zu können. Selbst »mitdiskutieren« tue ich aber nie. Ich bin keine große Kommentarschreiberin. Die einzigen Ausnahmen sind Selfies meiner Freund:innen, auf denen sie immer alle wie Queens aussehen. Share the love!

Aber es ist so: Die meisten Zuschauer:innen und Follower:innen, die meisten Menschen im Allgemeinen sind stille Beobachter:innen. Sie schauen, sie lesen, sie hören, aber sie schreiben nicht. Sie machen sich ein Bild von etwas, aber sagen nicht, welches. **Stille Zuschauer:innen** nennt man das auf YouTube. Viele von ihnen gehören zum »harten Kern«, der schon seit Ewigkeiten dabei ist. Wie viele Zoella-Videos habe ich in den letzten zwölf Jahren kommentiert? Wenn's hoch kommt zwei. Fiebere ich deswegen weniger mit ihr mit, ist sie deswegen weniger wie eine Schwester für mich? Nein.

Follower:innen & Abonnent:innen

Du willst wissen, wie interessant du bist? Dann sieh dir an, wie viele Leute dir folgen.

Wäre erschreckend, wenn's so wäre, oder? Aber leider ist genau das die Sichtweise, die viele – vor allem junge – Menschen haben. Sie sehen diese Follower:innenanzahl, als würde sie ihren eigenen Wert wiedergeben. Ich glaube, ich muss gar nicht betonen, was für ein Quatsch das ist, aber ich würde lügen, wenn ich nicht zugäbe, dass ich selbst einmal sehr tief in dieser Vorstellung gefangen war. Das war wie auf dem Schulhof. Sie hat mehr Freund:innen als ich, deswegen ist sie beliebter. Deswegen ist sie hübscher, schlauer, lustiger, einfach besser. Sie macht besseren Content. Sie schreibt bessere Captions. Sie kann sich besser verkaufen. Vielleicht sollte ich versuchen, so wie sie zu sein?

Die Follower:innenanzahl sagt *nichts* über einen Menschen aus. Vielmehr ist sie ein Zusammenspiel aus vielen verschiedenen Faktoren der jeweiligen Plattform: dem Algorithmus, der Art der Bilder oder Videos, der Häufigkeit des Postens, der Uhrzeit des Postens, der Zeit, die auf der jeweiligen Plattform verbracht wird, den Trends, die bedient werden, den Features, die genutzt werden, etc. etc. Und vor allem: einer großen Portion Zufall (ich sage an dieser Stelle mit Absicht nicht Glück).

Dass diese Zahl, die oben im Profil steht, den Inhaber:innen gewisser Accounts sehr wichtig ist, erkennt man daran, dass nicht selten Follower:innen gekauft werden. Vor allem Influencer:innen neigen aufgrund der größeren Marken-Kooperationsmöglichkeiten natürlich sehr dazu, aber auch Privatpersonen, ja, sogar Schulfreund:innen bedienen sich dieser Tricks. Leicht zu erkennen ist der Schwindel oft daran, dass die Like-Zahlen der Postings meist überhaupt nicht zu der deutlich höheren Anzahl der Follower:innen passen.

Ich verurteile niemanden, der ein bisschen schummelt. Irgendwie kann ich es sogar verstehen, dieses Gefühl, in einer anderen Liga mitspielen und als »beliebt« eingestuft werden zu wollen. Nicht zuletzt ist das Kaufen von Follower:innen auch ein Versuch, den Stimmen im Kopf zu entkommen, die sagen, dass man nicht gut genug oder beliebt genug ist.

Dass das schnell abhängig machen kann und man dadurch immer mehr Follower:innen will, ist die andere Seite der Medaille. Zumal nicht nur Abonennt:innenzahlen gepusht werden können – Bots können heutzutage sogar Posts liken und Kommentare schreiben, die nicht einmal wie Spam aussehen. Das alles entgeht natürlich auch den Betreiber:innen der Plattformen nicht. Instagram beteuert, in wenigen Stunden, maximal Tagen Bots zu erkennen und zu entfernen. Klar, diese beeinträchtigen ja auch den wertvollen Algorithmus.

Gehen wir aber noch mal einen Schritt zurück und stellen uns folgende Situation vor: Wir entdecken im Feed eine coole Person und klicken auf ihr Profil. Irgendwie gleitet unser Blick zuerst zu den Abozahlen. Aber wie geht's weiter? Stufen wir diese Person dann wirklich in irgendeine Gruppe ein, ist sie dadurch mehr oder weniger wert, ist diese Zahl ausschlaggebend dafür, wie wir sie finden? Aus meiner Sicht: ein klares Nein. Das ganze Wichtignehmen dieser sinnlosen Zahl muss also endlich aufhören, gerade auch für Influencer:innen. Denn viel bedeutender ist immer noch die sogenannte **Engagement-Rate**, die aussagt, wie oft die Menschen mit den Beiträgen einer Person interagieren. Ganz nach dem Motto: *Count less, connect more.* Nicht zuletzt gibt es schließlich auch verschiedene Typen von Follower:innen. Es gibt die Hardcorefans, die sich im besten Fall sogar Benachrichtigungen schicken lassen, wenn etwas Neues gepostet wird. Es gibt jene, die sehr interessiert sind und sich durchaus jeden Content anschauen. Es gibt jene, die hier und da etwas sehen und sich mittelmäßig dafür begeistern. Und es gibt jene, die irgendwann vor längerer Zeit mal jemandem gefolgt sind, aber gar nicht mehr wissen, warum.

Übung

Mache dir ein Bild über die Profile, denen du folgst, und werde dir deines eigenen Verhaltens bewusst. Vielleicht hast du danach den Wunsch, deine Follow-Liste mal auszusortieren.

Nenne für jede dieser Kategorien ein Profil, dem du folgst.

Bei diesem Profil habe ich Benachrichtigungen für Postings aktiviert:

Bei diesem Profil schaue ich mir (fast) alle Inhalte an:

Dieses Profil interessiert mich mittelmäßig:

Bei diesem Profil weiß ich nicht (mehr), warum ich ihm folge:

Nachrichten

Allein auf WhatsApp werden weltweit im Schnitt täglich 100 Milliarden Nachrichten verschickt. Zählt man alle Social-Media-Plattformen zusammen, kann diese Zahl noch mal um ein Vielfaches multipliziert werden. Kommunikation – dafür sind soziale Medien geschaffen worden. Dass auch über Plattformen wie Instagram irgendwann per **Direct Message** direkte Nachrichten ausgetauscht werden konnten, kam jedoch erst mit der Zeit. Heute sind diese Features nicht mehr wegzudenken und für viele Menschen ihre Verbindung zur Außenwelt. Von einigen (vor allem Jugendlichen) habe ich schon gehört, dass sie WhatsApp, Telegram und Co eigentlich gar nicht mehr benutzen, sondern Nachrichten nur über Instagram, Snapchat und/oder TikTok verschicken. Also jene Plattformen, auf denen sie eh den Hauptteil ihrer Social-Media-Zeit verbringen.

Auch wenn ich Instagram öffne, geht mein erster Blick zu meinen Direktnachrichten. In den allermeisten Fällen gibt es da nichts Neues, jedoch ist immer eine gewisse Erwartung da. Und ich freue mich, wenn ich eine neue Nachricht im Postfach entdecke. Ich sehne mich nach Feedback und Austausch, der im Unterschied zu den öffentlichen Kommentarspalten dort ganz privat stattfinden kann. Nicht nur über Text, sondern auch über Video – und vor allem über Sprachnachrichten. Sie sind Fluch und Segen zugleich, wenn ich ganz ehrlich bin. Das beste Update von WhatsApp seit Langem war, als man endlich die Möglichkeit hatte, Sprachnachrichten in doppelter Geschwindigkeit anhören zu können – danke für die gewonnene Lebenszeit! Ja, Sprachnachrichten machen die zwischenmenschliche Kommunikation via Smartphone um einiges persönlicher, aber nein, deswegen muss man nicht immer um den heißen Brei herumreden. Produktiv genutzt gelingt Sprachnachrichten allerdings etwas, was man im Internet schon nicht mehr für möglich gehalten hätte: Sie schaffen Verbindungen und heben Gespräche auf ein viel persönlicheres Level.

Übung

Wie wichtig sind dir die folgenden Aspekte auf Social Media? Schreibe auch dazu, warum.

Likes

gar nicht → *sehr*

____

____

Kommentare

gar nicht → *sehr*

____

____

Anzahl meiner Follower:innen

gar nicht → *sehr*

____

____

Nachrichten

gar nicht → *sehr*

____

____

Allein sein: Vernetzt, aber nicht verbunden | Lea

IN MOMENTEN, in denen ich mich einsam fühle, suche ich Zuflucht in Werken anderer Menschen, ich höre ihre Musik, lese ihre Bücher oder versinke in ihren Bildern und Videos. Es muss doch irgendetwas geben, was wir gemeinsam haben, irgendeinen Platz für mich in dieser großen Welt. Dabei komme ich dem Gefühl von Verbundenheit zwar zeitweise näher, bekomme es aber nie ganz zu fassen. Selbst wenn ich auf Leute stoße, die meine Sprache sprechen, sind wir meilenweit von einer Unterhaltung entfernt – vielmehr murmelt jede:r ihren:seinen leisen Monolog vor sich hin, ohne jemals eine Antwort zu erhalten. Es gab eine Zeit, da waren die sozialen Medien für mich ein Ort, an dem ich diese Verbindung gefunden habe. Doch wie wurde aus dem Chatten bis spät in die Nacht ein stilles Scrollen auf TikTok?

Mein Feed ist heutzutage wie ein schier endloser Gang durch ein Museum, in dem sich Menschen in großen Glaskästen ausstellen lassen. An manchen laufe ich achtlos vorbei, andere streife ich kurz mit meinem Blick, und nur bei wenigen verweile ich. Sind die Personen hinter ihrer Glasscheibe genauso einsam, wie ich mich als Betrachterin fühle? Oder genügen ihnen die roten Herzen oder die achtlos hingeschriebenen Kommentare?

Ein sozialer Ort sind die sozialen Medien für mich schon lange nicht mehr. Nach stundenlangem Scrollen fühle ich mich meistens einsamer als zuvor. Ich gehöre nicht dazu, bin eine Fremde, die auf einem anderen Planeten gestrandet ist und die Bewohner:innen erforscht – immer nur von außen, nie als Teil des inneren Kreises. Was würde wohl passieren, wenn ich meine Hand auf das Glas lege? Würde die andere Person das Gleiche tun, oder würde sie einen Vorhang vor mir zuziehen? Und wäre es überhaupt möglich, eine Verbindung zwischen uns herzustellen, wenn das Glas unserer Smartphone-Displays uns voneinander trennt?

Reflexion

Wie sehr fühlst du dich mit anderen Menschen durch Social Media verbunden?

Macht uns das Internet einsamer?

Wie die Frage, was zuerst da war – die Henne oder das Ei –, ist es nicht klar, ob das Internet die Ursache von zunehmender Einsamkeit ist oder einsame Menschen eher dazu neigen, das Internet häufig zu nutzen und sich so noch mehr von ihrer Außenwelt zu isolieren. Was wir jedoch wissen, ist, dass die sozialen Medien das Gefühl von Einsamkeit verstärken können. Gerade die Generation der 2000er ist mit digitalen Scheinwelten, der Anonymität des Internets, kurzlebigen Freundschaften und wenig Konstanten aufgewachsen. Das erzeugt die Sehnsucht nach Verbundenheit – durch und abseits des Smartphone-Displays. Doch wie findet man diese?

SO KANNST DU »VERBINDUNGSPROBLEME« BEHEBEN:

- **Mehr Social, weniger Media**
  Ich habe in den letzten Jahren die sozialen Medien eher als Unterhaltungs- und Informationsmedium betrachtet und weniger als die Möglichkeit für sozialen Austausch. Wenn du dich in derselben Situation befindest wie ich, du deine Einsamkeit überwinden und dich mehr verbunden fühlen möchtest, ist es an der Zeit, sich auf Letzteres zu fokussieren. Teile deine Gedanken unter Videos, die dir gefallen, lasse den Creator:innen eine nette Nachricht zukommen und diskutiere über Podcast-Folgen gemeinsam mit anderen Hörer:innen.

- **Echte Nähe zulassen & Grenzen abstecken**
  Ich war immer ein Mensch, der es allen recht machen wollte. Bloß nicht auffallen, bloß nicht zur Last fallen. Mir war nicht klar, wie einsam man sich fühlen kann, wenn man ständig sagt: »Es ist mir egal.« **Denn wenn man sich nicht wahrhaftig zeigt, kann man auch nicht gesehen werden**. Kommuniziere deine Gedanken, Bedürfnisse, setze aber deine Grenzen und stehe für dich selbst ein. Wenn die Menschen nur die Maske mögen, hinter der du dich versteckst, kannst du dich nie wirklich zugehörig fühlen – wie auch, wenn niemand die Chance bekommt, dein wahres Ich zu lieben? Natürlich machst du dich dabei verletzlich, aber das gehört zum Leben. Und wenn deine äußere Hülle (wie zum Beispiel dein Ego) mal ein paar Kratzer abbekommt, werden sie verheilen – versprochen!

- **Wenn, dann richtig**
  Nimm dir die Zeit, so oft wie möglich deine Liebsten im analogen Leben zu sehen. Und wenn du das tust, mache es richtig. Umarmt euch lange zur Begrüßung

und zum Abschied, schenkt euch eure volle Aufmerksamkeit und legt eure Handys beiseite. Überlegt euch Dinge, die ihr gemeinsam erleben könnt. Unternehmt einen Ausflug, kocht ein Drei-Gänge-Menü, tanzt in den Sonnenaufgang oder lest euch gegenseitig aus einem Buch vor.

- **Auf Verbindungssuche gehen**
  Nutze die sozialen Medien, um neue Kontakte zu knüpfen. Egal, ob du auf der Suche nach einer Freundschaft, der großen Liebe oder nach einem One-Night-Stand bist, die entsprechende Person ist oft nur ein paar Swipes entfernt. Ich hatte bereits mehrere Freundschaftsdates über Bumble, die echt Spaß gemacht haben. Natürlich waren auch Leute dabei, mit denen ich nicht auf einer Wellenlänge war, aber dann hat man beim nächsten Treffen mit Freund:innen zumindest eine lustige Geschichte zu erzählen. Ab und zu findet man auf Instagram auch Vernetzungsposts wie den von meinem Lieblingspodcast »Jack & Sam«. Dort kann man sich mit anderen zusammentun, die denselben Podcast hören, und hat sofort ein Gesprächsthema parat.

Fear of Missing Out: JOMO statt FOMO! | Nora

ES IST ZWEI UHR NACHTS. Er ist immer noch nicht da. Ich frage mich, was er wohl gerade macht. Und mit wem. Ich meine … ich weiß, mit wem er losgegangen ist, aber was ist, wenn sie auf dem Weg noch andere Leute getroffen haben? Vielleicht sogar andere Mädchen. Ich mache das Licht wieder an. Unter diesen Umständen kann ich eh nicht schlafen. Nehme mein Handy, schalte den Flugmodus aus. Warte kurz, bis mein Smartphone mir die neusten Nachrichten auf den Homescreen spült. Nichts.

Er hat nicht geschrieben. Dabei weiß er doch, wie wichtig mir diese Lebenszeichen sind. Ich gehe auf Instagram. Er hat natürlich nichts gepostet, er postet nie spontan Storys. Dann eben seine Freunde. Ich tippe den ersten Namen in die Suchleiste ein – Treffer! Das Profilbild ist pink umrandet, es gibt aktuelle Storys. Und los. Ein dunkler Raum mit bunten Lichtern, überall Leute. Technomusik, die ich abscheulich finde, läuft. Die Kamera schwenkt durch den Raum – da ist er! Ich erkenne ihn an den Haaren, die vom Licht angestrahlt werden. Er steht da in der Menge, bewegt sich ein bisschen. Nächste Story: Einer der Jungs zündet sich eine Zigarette an und macht das Rock-'n'-Roll-Zeichen. Der Nächste prostet mit einer braunen Flasche in die Kamera. Das Übliche eben. Ich lege das Handy weg, stelle diesmal nicht den Flugmodus ein. Vielleicht schreibt er ja, dass sie bald aufbrechen.

Tut er nicht. Nicht bis zum nächsten Morgen um elf, nachdem ich wie ein Häufchen Elend versucht habe, mich abzulenken. Ich frage ihn, wie es war, spreche ihn auf die Storys an und sage, dass ich mir ein paar angesehen habe. Er sagt nur: »War gut.« Es bleibt so vieles offen. Und ich frage mich: Warum um alles in der Welt kann ich so gar keinen Gefallen an Partys finden? Warum bin ich auf der einen Seite glücklich, nicht mit dabei zu sein, will aber alles sehen, was dort passiert?

Fragt mich nicht, wieso, aber ich hatte die längste Zeit meines Lebens ein Problem mit Partys. Sie waren einfach von vorn bis hinten nicht mein Ding, und das ist auch okay so. Wenn andere auf Partys gingen, dann war ich in erster Linie froh, wenn mich keiner gezwungen hat, mitzukommen. JOMO wird das genannt, später mehr dazu. Und in zweiter Linie passierte dann das, was ich eben beschrieben habe: Ich hatte Angst, etwas zu verpassen. Nicht die Party, sondern die vielen kleinen Dinge dazwischen. Die vielen Details, die ich aufgrund von Social Media nur erahnen konnte. Denn dort erhielt ich immer nur einen Bruchteil des Ganzen, einen kleinen Fünfzehn-Sekunden-Einblick von stundenlangem Unterwegssein irgendwo da draußen.

Sie sehen alle immer beseelt aus, haben die Zeit ihres Lebens, machen Insider-Witze, essen bei ihrer Lieblingsburgerbude und halten das alles digital fest. Wir machen das, du nicht. Ich poste, du schaust. Ich erlebe etwas in der echten Welt, du nur auf Social Media. Das kann unfassbar wehtun. Oder einen kaltlassen. Wichtig ist nur, dass wir lernen zu verstehen, was das mit uns macht und warum.

Angst zu haben, etwas zu verpassen, ist von Grund auf menschlich und völlig normal. Doch soziale Medien haben unser aller FOMO (*Fear of Missing Out*, also die Angst, etwas zu verpassen) sehr vergrößert. Wer hier keine Selbstkenntnis, Stärke und Medienkompetenz mitbringt, der läuft Gefahr, fremdbestimmt zu werden. Durch unser ständiges Onlinesein und das immer Dabeihaben des Smartphones haben wir kaum Langeweile. Wir springen von einer Aktivität zur nächsten und sind andauernd auf Sendung. Immer gibt es etwas, was man verpassen könnte. Das haben kurzlebige Inhalte, die nach vierundzwanzig Stunden verschwinden, noch verschlimmert. Wir sind also im Prinzip permanent gestresst – und das sogar in unserer Freizeit, in der wir zur Ruhe kommen sollten. Es ist ein Teufelskreis, der nur schwer zu durchbrechen ist. Denn nicht auf Social Media zu sein bedeutet eben, gewisse Dinge zu verpassen. Aber Zeit auf sozialen Plattformen zu verbringen kann dazu führen, dass man mit ungewollten Situationen und Gefühlen konfrontiert wird wie diesen:

- Zu sehen, wie die Freund:innen einen schönen Dinnerabend gestalten oder feiern gehen – ohne eine:n –, weckt die Angst davor, aus der Gruppe ausgeschlossen zu werden.
- Nicht direkt auf Inhalte zu reagieren, Einladungen anzunehmen oder angesprochen zu werden schürt die Angst vor sozialer Ablehnung.
- Auch wenn es gerade zu Hause auf der Couch schön ist – man kommt nicht umhin, sich zu fragen, ob es woanders noch schöner wäre.
- Gerade wenn man die (Re-)Posts von tagesaktuellen politischen Themen sieht, hat man oft Druck, selbst etwas dazu zu posten – das passiert dann allerdings oft, ohne dass sich ausreichend darüber informiert wurde.

Da wir stets versuchen, unser Bedürfnis nach sozialer Sicherheit zu befriedigen, wollen wir möglichst überall mitmischen. Wir wollen nicht ausgeschlossen werden, wollen uns nicht allein fühlen. Und um, so wie ich in der zuvor beschriebenen Nacht, die Kontrolle über eine gewisse Situation zu behalten, verfolgen wir sie auf Social Media. Das mindert die Angst vor Kontrollverlust.

All diese Ängste sind, wie schon gesagt, normal und urmenschlich. Wir alle haben sie mehr oder weniger stark ausgeprägt. Schlimm ist nur, wenn sie überhandnehmen und wie so viele Dinge auf Social Media unsere Zufriedenheit und mentale Gesundheit beeinträchtigen. Soziale Medien sollten nämlich in erster Linie dazu dienen, unser Leben besser, glücklicher, bunter und inspirierter und nicht schlechter zu machen. Und deswegen sind Phänomene wie FOMO eigentlich völlig irrational. Was wir da in unserem Feed sehen, sind Momentaufnahmen, die eine streng kontrollierte, bestens inszenierte Seite der Realität darstellen. Mit dieser Wirklichkeit sollten wir uns schlichtweg nicht vergleichen. Sie ist, könnte man fast sagen, ein Fake. Sie ist unauthentisch, halb wahr und in den meisten Fällen sogar gestellt.

Irgendwann habe ich dann von JOMO gehört. Die *Joy of Missing Out* – also die Freude, etwas zu verpassen. Ist das nicht wunderbar? Ja, es gibt sie, die pure Freude darüber, allein zu Hause zu sitzen und eine Serie zu schauen, eine Gesichtsmaske aufzutragen, allein das Lieblingsessen zu kochen und zu allem anderen als Technomusik herumzutanzen. Seitdem habe ich mich – als YouTuberin – sehr dafür starkgemacht, den Leuten die positive Message von JOMO mit auf den Weg zu geben. Der durch Social Media befeuerte gesellschaftliche Gruppenzwang ist nichts anderes als das, was viele von uns auch schon in der Schule erlebt haben. Aber wenn wir im

Reinen mit uns selbst, unserem Leben und unseren Bedürfnissen sind, dann ist es egal, was die anderen machen. Dann zählt nur das, was uns guttut.

Tipp

Schaue dir doch noch mal deine Dopaminliste weiter oben an. Was machst du gern allein abseits von Social Media?

Die Storys meiner Bekannten lassen mich heutzutage kalt. Ich habe nicht (mehr) das Bedürfnis, jemanden zu kontrollieren, überall dabei sein zu müssen und falls nicht, Freund:innen und Follower:innen zu verlieren. Ich versuche im Reinen mit mir und meinem Leben zu sein – und es gibt in 99 Prozent der Fälle keine Situation, in der ich lieber woanders wäre als dort, wo ich gerade bin. Ob auf der Couch, im Kino oder auf einer Party.

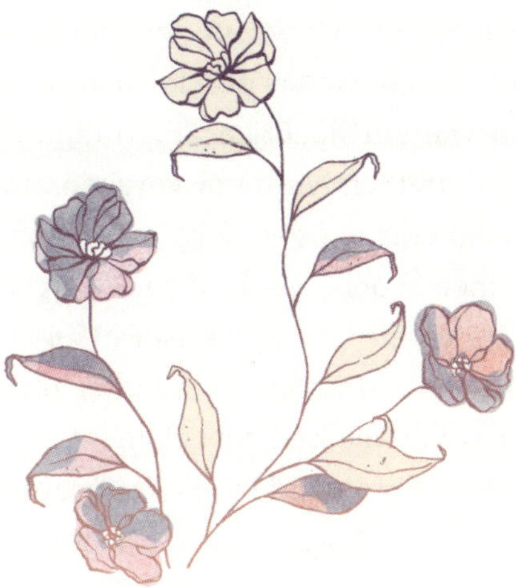

Zeitwahrnehmung & Konzentration: TikTok – wie Sekunden verrinnen | Lea

URSPRÜNGLICH SOLLTEN unsere Smartphones uns bei der Erledigung von Aufgaben unterstützen, unseren Alltag erleichtern und uns Zeit ersparen, die wir dann für andere Dinge nutzen könnten. Durch sie haben wir die langwierige Kommunikation über den Postweg durch E-Mails ersetzt, das mühsame Nachschlagen von Informationen in Bibliotheken durch einen Klick in Suchmaschinen und das Umherirren mit sperrigen Landkarten durch eine Navigations-App. Doch mit der eingesparten Zeit läuft es anders als geplant.

Durchschnittlich verbrachten wir Deutschen im Jahr 2021 3,4 Stunden am Tag an unseren Smartphones. In der Woche sind das 23,8 Stunden und damit fast ein ganzer Tag und eine ganze Nacht, die wir in der Onlinewelt verweilen. Wenn ich auf Social-Media-Plattformen scrolle, rinnt die Zeit oft dahin wie ein flüchtiger Tagtraum. Gerade war es noch 17.22 Uhr, und ich hatte mir vorgenommen, mich spätestens um 17.30 Uhr auf den Weg zum Supermarkt zu begeben, um meinen Wocheneinkauf zu erledigen. Doch als ich das nächste Mal auf die Uhr blicke, ist es 19.44 Uhr. Sekunden wurden zu Minuten, Minuten zu Stunden, und ich kann mir nicht erklären, wo all die Zeit geblieben ist.

Obwohl in der Physik und in der Philosophie viel darüber diskutiert wird, ob und wenn ja, was Zeit überhaupt ist, ist man sich zumindest einig, dass sie auf der Erde objektiv mit der gleichen Geschwindigkeit vergeht, von minimalen Abweichungen abgesehen. Dass es sich manchmal so anfühlt, als stünde die Zeit still und in anderen Momenten, als würde sie davonrennen, ist eine Frage unserer subjektiven Wahrnehmung.

Reflexion

In welchen Momenten vergeht die Zeit für dich besonders schnell?

____

____

____

____

In welchen Situationen hast du das Gefühl, dass die Zeit stillsteht?

____

____

____

____

Ob wir Zeit subjektiv als schneller oder langsamer erleben, ist abhängig von verschiedenen Umständen. **Schneller** kann sie wahrgenommen werden, wenn unser Körper vielen neuen Reizen ausgesetzt ist, zum Beispiel im Urlaub, wenn wir unbekannte Eindrücke aufnehmen oder bei einem spannenden Videospiel. Ebenso rennt der Minutenzeiger, wenn wir mit Freund:innen einen entspannten Abend verbringen oder uns in einem Flow-Zustand befinden, in dem wir konzentriert an etwas arbeiten. Als **langsamer** wird die Zeit empfunden, wenn wir uns langweilen und uns auf das Warten konzentrieren, zum Beispiel auf Prüfungsergebnisse oder beim Anstehen in der Supermarktschlange. Das Gleiche gilt, wenn wir uns körperlich anstrengen oder Schmerzen empfinden beispielsweise bei einminütigen Planks, die sich wie mindestens zwanzig Minuten anfühlen können.

Das Paradoxe ist, dass unsere Zeitwahrnehmung im Nachhinein genau umgekehrt funktioniert. Wenn wir in dem bereits erwähnten Urlaub viel erlebt und viel entdeckt haben, speichern wir mehr Erinnerungen in unserem Gedächtnis ab, was dazu führt, dass uns der Urlaub im Rückblick länger vorkommt, als wir ihn damals empfunden haben. Das ist auch die Begründung dafür, dass wir, je älter wir werden, das Gefühl haben, die Zeit vergehe schneller. Während wir in unseren ersten Lebensjahren oft neue Dinge erlebt haben, wie zum Beispiel das erste Mal Fahrrad fahren, der erste Strandurlaub oder den ersten Kuss, werden diese ersten Erfahrungen und Reize mit zunehmendem Alter weniger. Das fünfzigste Mal Ski fahren prägt sich nicht mehr so gut in unser Gedächtnis ein wie das fünfte Mal.

Doch wie beeinflussen die elektronischen Medien und insbesondere Social Media unsere Zeitwahrnehmung? In dem Moment, in dem wir sie konsumieren, vergeht die Zeit oft wie im Flug. Doch im Vergleich zu den analogen Momenten, die schnell vergehen und im Nachhinein länger in Erinnerung bleiben, ist das bei der Zeit, die wir mit den sozialen Medien verbringen, oft nicht der Fall. Häufig wissen wir nicht einmal, was genau wir uns drei Stunden in unserem TikTok-Feed angeschaut haben. Wie unterscheidet sich das also von den Beispielen zuvor? Die meisten Inhalte auf Social-Media-Plattformen sind so beschaffen, dass sie uns kaum im Gedächtnis bleiben. Sie zeichnen sich durch eine schnelle zeitliche Abfolge aus, haben oft wenig Aussagekraft, und die Fülle an Informationen führt häufig zu einer Überreizung unserer Rezeptoren, was das Erinnern zusätzlich erschwert. Doch gerade Erinnerungen sind ja Anknüpfungspunkt für unsere Zeitwahrnehmung vergangener Ereignisse.

Reflexion

Wie gut kannst du dich an den Content, den du auf Social Media konsumierst, erinnern? Wie viele TikToks und Reels, die du letzte Woche geschaut hast, könntest du inhaltlich wiedergeben?

sehr gut/viele → *gar nicht/keine*

Mit dieser Betrachtungsweise kommt mir die Zeit, die ich auf den sozialen Medien verbringe, irgendwie wie eine Verschwendung vor. Kurzfristig vergeht sie vielleicht schneller (was von Zeit zu Zeit praktisch sein kann), aber ich sammle kaum Erinnerungen, in denen ich schwelgen oder von denen ich meinen Enkelkindern einmal erzählen würde. Außerdem setzt die Masse an Informationen das Stresshormon Cortisol in unserem Körper frei, ich fühle mich erschöpft und kann mich immer schlechter konzentrieren – ist das die kurzweilige Unterhaltung wert?

Beim Thema Konzentration spielen unsere Smartphones

ebenfalls eine große Rolle: Allein ihre Anwesenheit führt dazu, dass wir uns schlechter konzentrieren können. Schon Unterbrechungen von 2,8 Sekunden – wie zum Beispiel eine Push-Benachrichtigung oder ein kurzer Blick aufs Display – können dafür sorgen, dass wir aus einem Arbeitsflow gerissen werden, und es dauert ungefähr fünfzehn Minuten, um zurück zu diesem konzentrierten Zustand zu gelangen. Am Ende brauchen wir für die gleiche Arbeit erheblich länger und haben effektiv weniger Zeit für andere schöne Dinge im Leben.

Die effektive Nutzung eurer Zeitressourcen kann einen größeren Unterschied machen, als ihr vielleicht im ersten Moment denkt. Als ich mich auf mein Staatsexamen vorbereitet habe, gab es oft Tage, an denen ich eine Aufgabe, die ich in fünf Stunden hätte erledigen können, über den ganzen Tag verteilt habe, weil ich mich immer wieder ablenken ließ. So kam ich meist erst spätabends nach Hause, hatte das Gefühl, nicht wirklich etwas geschafft zu haben, und nicht einmal Zeit für die schönen Dinge des Lebens. Was für eine Zeitverschwendung!

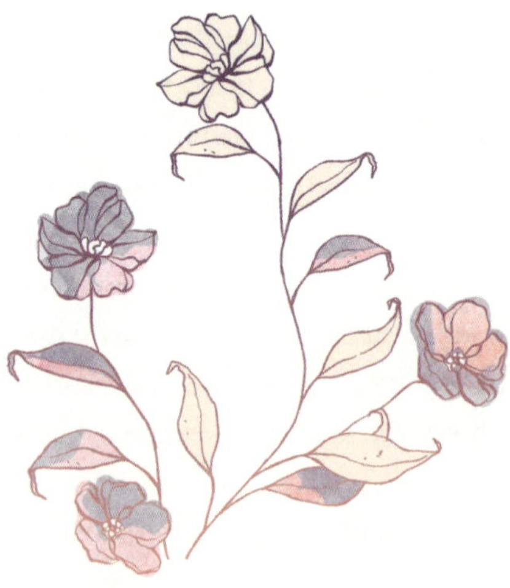

TIPPS, WIE DU TROTZ SOCIAL MEDIA KONZENTRIERT ARBEITEN UND DEINE ZEIT EFFEKTIV NUTZEN KANNST:

- **Ablenkungen minimieren:** Wenn du dich auf eine Aufgabe konzentrieren möchtest, lege dein Handy in einen anderen Raum, stelle den Flugmodus ein oder probiere es mal mit einem Smartphone-Gefängnis. Letzteres ist eine Box, welche dein Handy für eine von dir ausgewählte Zeit einsperrt. Erst nach Ablauf der Zeit kannst du dein Smartphone wieder benutzen.

- **Pomodoro-Methode:** Mit dieser Zeitmanagement-Methode unterteilst du deine Arbeit in festgelegte Arbeitsintervalle von 25 Minuten, gefolgt von fünfminütigen Pausen. Während dieser Intervalle konzentrierst du dich ganz auf deine Aufgaben, ohne Ablenkungen oder Unterbrechungen. Die fünf Minuten Pause nutzt du dann, um dein Gehirn zu entspannen (bestenfalls nicht am Smartphone!). Nach vier Arbeitsblöcken folgt eine längere Pause, die du z.B. für dein Mittagessen oder um Nachrichten zu beantworten in der Sonne nutzen kannst.

- **Dopaminausschüttung anregen:** Wie du ja bereits aus vorherigen Kapiteln weißt, kann das Glückshormon Dopamin für Motivation sorgen. Das kannst du dir hier zunutze machen: Visualisiere dein Ziel vor Beginn der Arbeit. Schließe dabei zwei Minuten deine Augen und stelle dir vor, wie es ist, wenn du die Aufgabe erledigt hast. Wie fühlt sich dein Körper an? Wie reagiert dein Umfeld? Dadurch, dass du dich auf den Erfolg konzentrierst, wird das Glückshormon ausgeschüttet, und die Arbeit kann motivierter beginnen.

Übung: Länger Leben

Wer wünscht sich nicht, sein Leben zu verlängern? Mit den Erkenntnissen aus diesem Kapitel kann ich dir zwar nicht dabei helfen, objektiv länger zu leben, aber ich kann dir helfen, dass sich dein Leben im Rückblick länger anfühlt. Was du dafür brauchst, ist simpel: Abwechslung und neue Erfahrungen, die in Erinnerung bleiben. Hier ein paar Inspirationen, die du gern abhaken und auch ergänzen kannst:

☐ Im Regen tanzen

☐ Eine Nachtwanderung im Wald unternehmen

☐ Eine Reise an ein unbekanntes Ziel buchen

☐ Einen Tag ohne Uhr verbringen

☐ Einen Tag rückwärts angehen (vom Abendessen bis zum Frühstück)

☐ Eine neue Sportart ausprobieren

☐ Dich einen Tag lang ganz anders kleiden, als du es sonst machst

☐ Jemand Fremdes in der Stadt ansprechen

☐ Neue Ecken in deiner Umgebung mit dem Fahrrad erkunden

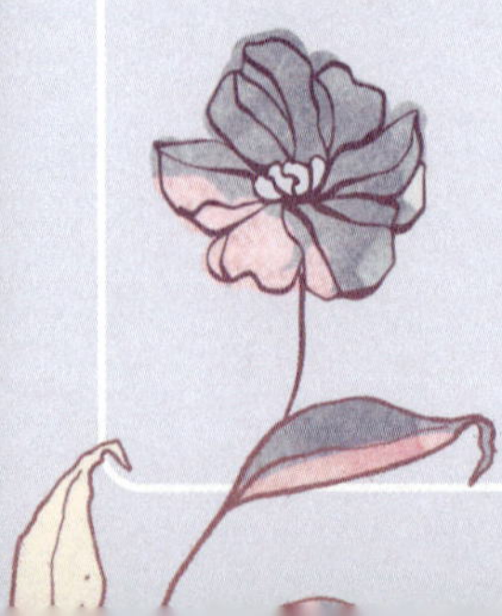

- ☐ Einen Tag lang ohne Strom und Elektrik leben
- ☐ In einem Restaurant ein Gericht bestellen, das du noch nie gegessen hast
- ☐ In die nächstgelegene Stadt wandern
- ☐ ______________________________
- ☐ ______________________________
- ☐ ______________________________
- ☐ ______________________________
- ☐ ______________________________
- ☐ ______________________________

Zur Inspiration für solche Experimente empfehle ich dir den **YouTube-Kanal von Joseph DeChangeman**, der mich immer wieder mit neuen Möglichkeiten überrascht, wie ich meinen Alltag abwandeln kann.

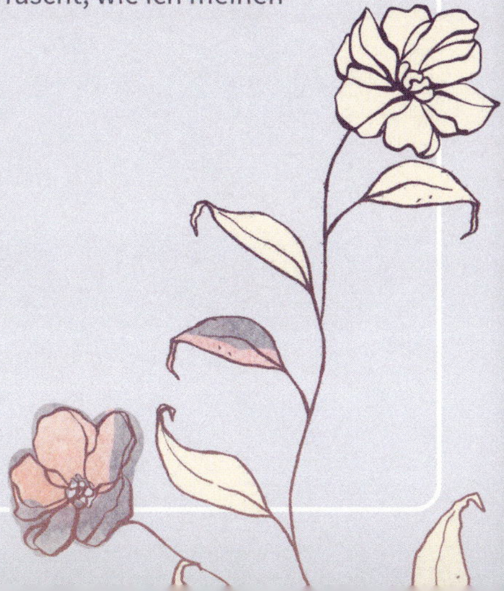

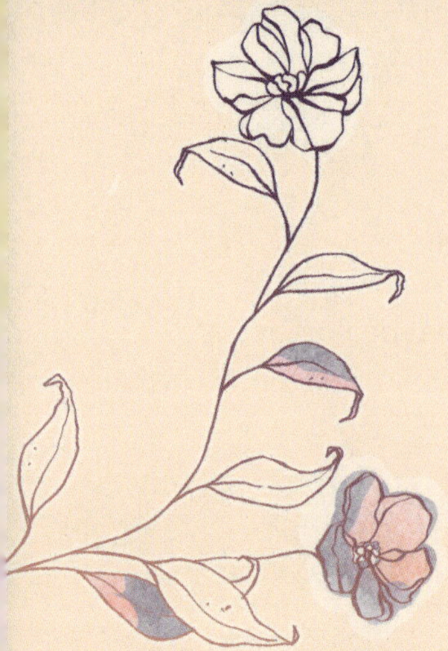

IV. Die Social-Media-Gesellschaft

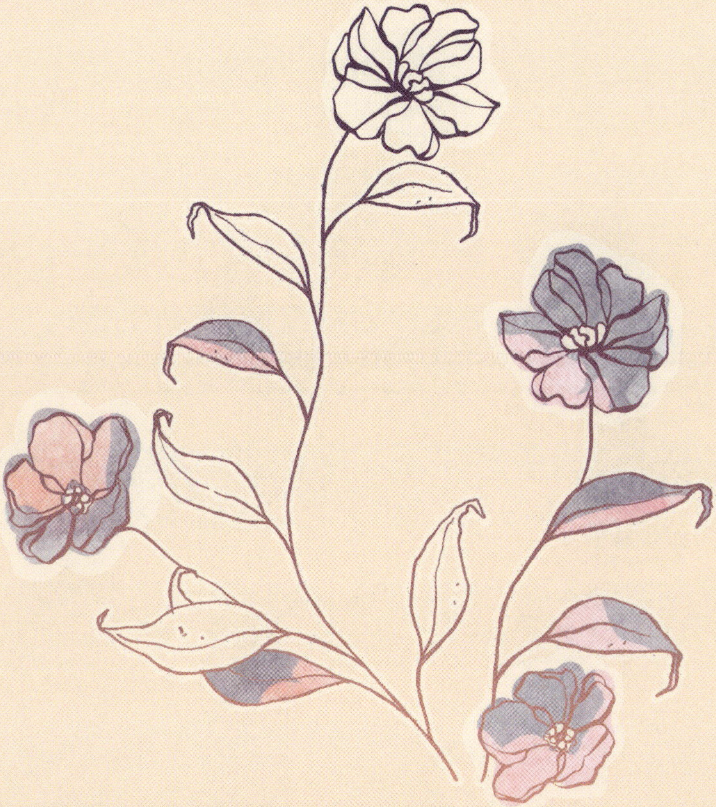

Kreise die Begriffe ein, die deiner Meinung nach auf unsere Social-Media-Gesellschaft zutreffen:

Hass

Verantwortung

Trump

Krieg

Fridays for Future

Facebook-Kommentare

Gewalt

Demonstrationen

Spaltung

Mark Zuckerberg

Entfremdung

Veränderung

Interessen

Hoffnung

Propaganda

Unterstützung

Liebe

Verschwörungstheorien

Solidarität

Zukunft

Fake News

Aktivismus

Frieden

Wahlmanipulation

Zusammenhalt

Gleichberechtigung

Cambridge Analytica

Einigkeit

Toleranz

Zensur

Strafen

Vielfalt

Desinteresse

Gemeinschaft

Werte

Umweltschutz

Mitgefühl

Ethik

Missverständnisse

Humanität

Gerechtigkeit

Kompromisse

kritisches Denken

Richtlinien

Lösungen

Vertrauen

Transparenz

Reflexion

Chancengleichheit

Selbstbestimmung

Demokratie

Brüderlichkeit

Moral

Gesellschaft

Schwesterlichkeit

Innovation

Selbstreflexion

Menschlichkeit

Wahrheit

Verantwortungs-
bewusstsein

Zusammenarbeit

Einfluss

Gemeinsamkeiten

Bildung

Regulierung

Zukunft

Kontrolle

Wissen

Achtsamkeit

Macht

Freiheit

Ethik

Nachhaltigkeit

Miteinander

Freiheit

Nachdenklichkeit

Diskurs

Meinungsbildung: Zwischen Datenmacht und Manipulation | Lea

WIE VIEL MACHT liegt tatsächlich in den verschlungenen Serverräumen, in denen unsere Daten archiviert, katalogisiert und analysiert werden? Wird das rhythmische Blinken der Lichter unterbrochen, wenn die falschen Hände versuchen, sich in den unterirdischen Tiefen des Silicon Valley Zugang zu unseren persönlichen Informationen zu verschaffen? Welche Verantwortung tragen Social-Media-Konzerne, und können sie selbst noch in diesem Gewirr von Kabeln durchblicken?

Im April 2021 tauchten die Daten von mehr als 500 Millionen Facebook-Nutzer:innen in Dark-Web-Foren auf, einschließlich ihrer Namen, Anschriften und E-Mail-Adressen. Im Februar 2021 wurde TikTok verdächtigt, die zwischengespeicherten Inhalte von iPhone-Nutzer:innen zu sammeln – darunter ihre Passwörter und privaten Textnachrichten. Ein Jahr später wurden zwei Milliarden Datensätze von TikTok durch ein Datenleck entwendet. Außerdem steht die App in Kritik, unsere personenbezogenen Daten an die Volksrepublik China weiterzugeben. Das ist ein großes Problem, weil die chinesische Regierung als autoritär gilt (also viele Entscheidungen ohne die Zustimmung der Bürger:innen treffen kann), und einige Leute befürchten, dass sie unsere Daten missbrauchen und die öffentliche Meinung anhand von manipulativen Botschaften beeinflussen könnte. Aufgrund dieser Sicherheits- und Datenschutzbedenken plant der US-Bundesstaat Montana sogar, TikTok zu verbieten.

Aber zum ersten Mal fiel ein dunkelgrauer Schatten auf die Social-Media-Welt, als 2018 bekannt wurde, dass das Datenanalyse-Unternehmen Cambridge Analytica Zugang zu sensiblen Daten von etwa 87 Millionen Facebook-Nutzer:innen besaß und diese nutzte, um politische Kampagnen in verschiedenen Ländern zu lenken. Vielen Menschen wurde zum ersten Mal bewusst, dass die sozialen Medien nicht nur unseren Konsum und unsere Bedürfnisse beeinflussen können, sondern auch unsere politischen Entscheidungen und die Fähigkeit, unsere eigene Meinung frei zu bilden. Doch wie gelangte Cambridge Analytica an solch gut behütete Informationen?

Zu Forschungszwecken stellte Facebook dem britischen Wissenschaftler Aleksandr Kogan einige Daten von Nutzer:innen zur Verfügung. Dieser hatte bereits mit seiner zuvor entwickelten Persönlichkeits-Psychotest-App mit dem Namen thisisyourdigitallife eigene Informationen über Nutzer:innen der Plattform und deren Umfeld erlangt. Durch die Kombination der mit dieser App gesammelten und den von Facebook bereitgestellten Daten war er imstande, die Verhaltensmuster der dahinterstehenden Nutzer:innen noch gezielter auszuwerten. Auf dieser Grundlage entwickelte er psychologische Profile, die es ermöglichten, Rückschlüsse auf die Bedürfnisse und Ängste der Personen zu ziehen. Diese wertvollen Informationen verkaufte er illegalerweise an das Datenanalyseunternehmen Cambridge Analytica, das sie unter anderem zur Manipulation der Brexit-Kampagne und des amerikanischen Wahlkampfs verwendete. Durch gezielte Werbung und die Platzierung von Inhalten wurde der Facebook-Algorithmus eingesetzt, um potenziellen Clinton-Wähler:innen Inhalte auszuspielen, die Zweifel an den Führungsqualitäten der Kandidatin aufkommen ließen.

Auch wenn nicht bewiesen ist, ob dies letztlich zum Präsidentschaftssieg von Donald Trump geführt hat, steht fest, dass mit der Verwaltung unserer Daten eine viel größere Verantwortung einhergeht, als man auf den ersten Blick vermutet. Sie können politische Einstellungen, Wahlentscheidungen, die Regierungsbildung und das gesamte Land, in dem wir leben, elementar beeinflussen. Und Facebook? Laut der Frankfurter Allgemeinen Zeitung (FAZ) wusste der Konzern seit 2015 von dem Datenmissbrauch durch Cambridge Analytica und hatte Kogan aufgefordert, die bereitgestellten Daten zu löschen. Weitere Schritte wurden allerdings nicht eingeleitet.

Auch abseits solch gezielter Manipulationskampagnen haben die sozialen Medien einen enormen Einfluss auf die öffentliche Meinungsbildung. Menschen teilen, liken und kommentieren täglich unzählige Beiträge. Unser Informationsverhalten ist jedoch anfällig für einen Denkfehler, der durch die Algorithmen verstärkt werden kann. Unter dem sogenannten **confirmation bias** (zu Deutsch: Bestätigungsfehler) versteht man ein psychologisches Phänomen, das beschreibt, dass Menschen dazu neigen, Informationen zu bevorzugen, die ihre bereits existierenden Überzeugungen bestätigen, statt Inhalte zu berücksichtigen, die objektiv davon abweichen. Wenn man zum Beispiel glaubt, dass die Erde eine Scheibe ist, tendiert man dazu, auf Artikel zu klicken, welche die eigene Meinung unterstützen, als solche zu lesen, welche diese widerlegen. Verstärkt wird dieser Effekt dadurch, dass der Algorithmus uns heutzutage einen Großteil der Recherche abnimmt und uns Informationen präsentiert, die mit unserem Weltbild in Einklang stehen. Wir werden immer wieder in unserer Ansicht bestärkt – auch wenn sie falsch sein sollte.

Um dieser **Filterblase** zu entkommen, muss man sich im ersten Schritt dieser Tendenz des eigenen Denkens bewusst werden. Im zweiten Schritt müssen wir aktiv diverse Perspektiven zu einem Thema einholen und berücksichtigen. Und wo lassen sich die verschiedensten Ansichten und Informationen finden, wenn nicht im World Wide Web?

Was geschieht mit einer Gesellschaft, die blind den Algorithmen folgt und nur Inhalte konsumiert, die ihren Vorlieben entsprechen? Die einzelnen Individuen bleiben in einem engen Kokon ihrer eigenen Echokammer gefangen, ohne den Zugang zu den unendlichen Weiten der Welt zu finden. Das ist nicht nur bedauerlich für jede:n Einzelne:n, sondern auch für den gesellschaftlichen Diskurs, in dem kritisches Denken, Empathie und Verständnis die Grundlage für einen gemeinsamen Dialog, innovative Lösungen und damit für Veränderungen bilden.

Info

Die Metapher der **Echokammer** beschreibt einen kleinen geschlossenen Raum, in dem Schallwellen von den Wänden reflektiert und somit immer wieder wiederholt werden. Im übertragenen Sinne bedeutet eine Echokammer, dass Menschen beispielsweise in den sozialen Medien immer nur mit Meinungen und Informationen konfrontiert werden, die ihre eigenen Überzeugungen bestätigen – ein unaufhörliches Echo ihrer Ansichten. Dadurch werden andere Betrachtungsweisen ausgeschlossen und die eigene Sichtweise immer mehr bestärkt.

Reflexion

Welche Filterblase umgibt dich? Schreibe die Themen, die Teil deiner Social-Media-Blase sind, in den Kreis. Du kannst sie gern mit eigenen Inhalten ergänzen.

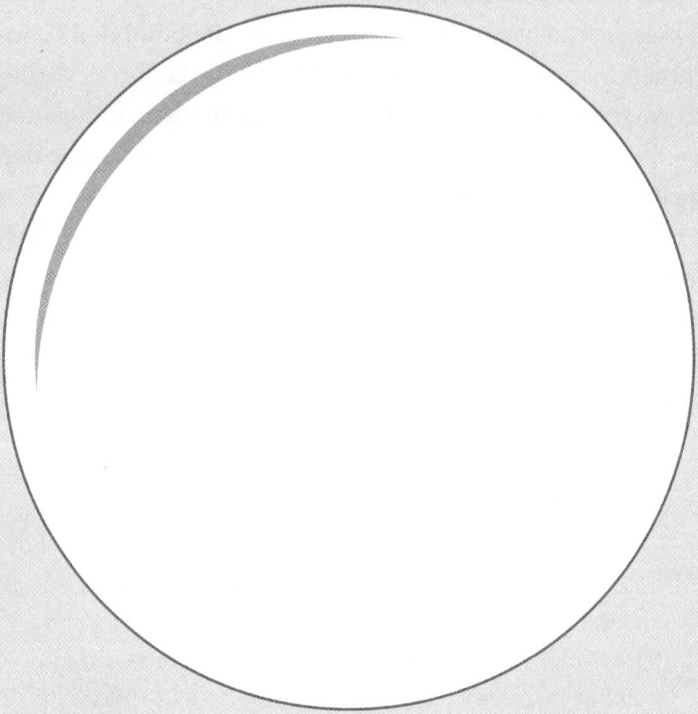

mentale Gesundheit	Familie & Erziehung	konservative Inhalte
Klimawandel	Business	Staatskritik
LGBTQI+	Bücher	Feminismus
Sport	liberale Inhalte	Kreativität
Politik	Optimierung	Veganismus

Wenn wir uns also nicht abseits unserer eigenen Blase informieren und gegebenenfalls unsere Einstellungen neu ausrichten, um andere Perspektiven nachzuempfinden, entfernen wir uns immer mehr voneinander, jede:r gefangen in ihrer:seiner eigenen kleinen Welt. Das ist besonders fatal, wenn Meinungen kleiner Gruppen nicht berücksichtigt werden, ihre dahinterstehenden Bedürfnisse nicht ernst genommen und sie aus der Gesellschaft ausgegrenzt werden. Dies führt dazu, dass wir uns aufgrund verschiedener Ansichten und eigener Beharrlichkeit immer mehr sozial voneinander abspalten, was nicht nur ein friedliches Zusammenleben, sondern letztlich unsere auf Kompromissen aufbauende Demokratie gefährdet.

Es ist nicht immer einfach, sich anderen Meinung zu stellen, Kompromisse zu finden und aufeinander zuzugehen. An vielen Stellen ist es sogar ziemlich unbequem und emotional aufwühlend. Seit jungen Jahren bewege ich mich zwischen Welten, die sehr kontrastreich sind. Sei es der mütterliche Teil meiner Familie, der offen, laut, zuweilen chaotisch und gefühlsbetont ist, im Gegensatz zu dem väterlichen Teil meiner Familie, der eher ruhig, vernünftig, bedacht und emotional zurückhaltend ist. Und auch während meines Studiums saß ich zeitweise in der einen Pause mit den Jurastudierenden und in der nächsten mit meinen Freund:innen aus der Theater- und Künstler:innenwelt am Mensatisch. Ich fühlte mich oft wie eine Außerirdische, die zwischen den Welten umherwandelt, ohne wirklich ein Teil von einer zu sein. Meine Ansichten passten nicht überall dazu und das Einstehen für diese war oft kräftezehrend und auch einsam.

Doch es hat sich für mich immer wieder gelohnt: Durch die ständige Konfrontation mit gegensätzlichen Meinungen und Denkansichten habe ich ein Gespür dafür bekommen, dass viele Dinge in unserer Welt nicht schwarz oder weiß sind, sondern sich die Wahrheit – sollte eine solche überhaupt je existieren können – in den Grautönen der Mitte abzeichnet. In Diskussionen sollten wir uns stets auf das Entdecken von Gemeinsamkeiten konzentrieren, um auf dieser Grundlage Lösungen zu finden, die einen Kompromiss ermöglichen. So funktioniert Demokratie, und so rücken wir als Gesellschaft näher zusammen, ob online oder offline.

Tipp

Das ZDF betreibt ein Format, welches diese Art der Diskussionskultur sehr schön darstellt und fördert.
In **13 Fragen** werden sechs Gäste mit verschiedensten Ansichten eingeladen, die anhand von den aufgeworfenen Fragen der Redaktion ihren Standpunkt zu einem aktuellen Thema (z.B. Atomkraft, Sterbehilfe, Schönheitswettbewerbe, Kapitalismus, Cancel Culture und vieles mehr) darlegen. Ziel ist es, im letzten Schritt einen gemeinsamen Kompromiss auszuarbeiten und trotz gegensätzlicher Meinungen zueinanderzufinden.

Miteinander: Wo Liebe und Hass sich die Hand geben | Nora

OFT REDE ICH mit Freund:innen darüber, wie viel besser es uns geht, seit wir nicht mehr so häufig auf Instagram und TikTok sind. Einer der Hauptgründe – da sind wir uns immer einig: das nicht wohlwollende Miteinander auf Social Media. Ja, ich möchte es fast als permanentes »Gegeneinander« beschreiben. Um nur ein paar Schlagworte vorab zu nennen: Cancel Culture, Hasskommentare und -nachrichten, Hatespeech Meinungswüsten, Bubbles. Das Thema ist so groß, man könnte darüber ein eigenes Buch schreiben. Hier deswegen »nur« ein paar Anekdoten aus meinem Leben, gespickt mit Tipps für ein besseres Miteinander auf Social Media. Denn: Hallo, wir sind nicht allein auf der Welt!

Also mal ganz von vorn angefangen: Meinungsfreiheit im Internet – wichtig und richtig bis zu einem gewissen Grad (später mehr dazu). Aber wann ist es so normal geworden, zu jedem Thema ungefragt (!) die eigene Ansicht kundzutun? Ich weiß, ich weiß, ich habe gut reden mit meinen YouTube-Videos, in denen ich zu allen möglichen Themen etwas sage – denkt ihr euch jetzt bestimmt. Darauf kann ich nur erwidern: Wer meine Videos nicht schauen möchte, der muss das auch nicht tun. Ich drücke niemandem meine Gedanken auf, den sie nicht interessieren.

Aber was ist mit den Kommentierenden? Darauf angesprochen erfahre ich, dass manche die Essenz von Social Media genau darin sehen: Du postest etwas, also musst du auch damit rechnen, dass Menschen ungefragt dazu Stellung beziehen. Kommentieren, bewerten (auf YouTube gibt es ja zum Beispiel auch Dislikes) und dir dazu Privatnachrichten schreiben – und natürlich nicht immer nur positive. Wer postet, der muss auch kassieren können. Verstanden. Und doch sehe ich das ein bisschen so, wie wenn mir jemand im »echten Leben« sagt: »Du siehst heute aber müde aus.« Ach ja? Ich habe dich aber nicht gefragt, wie ich aussehe. Was ich damit sagen will? Bevor ihr etwas Negatives aussprecht, überlegt euch dreimal, ob die Person das wirklich hören möchte und was das Gesagte ihr bringen kann. Kritik kann ja durchaus gut und erwünscht sein – sie muss nur im richtigen Rahmen und stets wohlwollend kommuniziert werden.

Schauen wir einmal abseits von Lifestyle-Videos wie meinen in die Kommentarspalten von *Tagesschau*, *Spiegel* & Co. Dort kann ein ähnliches Spektakel beobachtet werden: Meinungsbekundungen, wohin das Auge reicht. Da wird zerrissen, da wird sich lustig gemacht, da wird kommentiert, um zu kommentieren. Nach dem Lesen dieser Kommentarspalten habe ich immer ein bisschen Sorge um den Zustand unserer Gesellschaft. Ihr auch? All diese Menschen weilen unter uns, zusammen mit ihrem Gedankengut. Gruselig, irgendwie.

Doch um das Positive zu erwähnen: Es ist natürlich gut, auch Meinungen zu sehen, die nicht der eigenen entsprechen. Wie bereits im Kapitel zur Meinungsbildung beschrieben, funktioniert Social Media ja so: Wir sind in unseren Bubbles – unseren Filterblasen – und bekommen durch die Personen, denen wir folgen, und die Algorithmen der Plattformen fast ausschließlich die Ansichten angezeigt, die wir genau so unterschreiben würden. So haben wir das Gefühl, dass alle gleich ticken – und das ist tatsächlich fatal.

Denn die Gesellschaft besteht aus verschiedensten Meinungen aus verschiedensten Ecken, das Spektrum ist riesig. Dabei geht es zum Beispiel um politische Ansichten (ordnet die Person sich politisch eher links oder rechts ein, wen wählt sie, wählt sie überhaupt, wie steht sie zu Demokratie etc.) und soziale Fragen (welchen persönlichen Hintergrund hat die Person, wie ist sie gegenüber anderen Menschen eingestellt etc.). Es ist ganz natürlich, dass wir uns am liebsten mit Menschen und Meinungen umgeben, die am ehesten der unseren entsprechen. Wir suchen uns ja schließlich auch Freund:innen, die unsere eigenen Werte widerspiegeln. Es gibt diesen schönen und wahren Spruch: »Zeig mir deine Freund:innen und ich sag dir, wer du bist.« Nichts anderes trifft auf Social Media und die Menschen und Inhalte, denen wir dort folgen, zu – sozusagen unserem erweiterten Freund:innen- und Bekanntenkreis.

Was in erster Linie nicht dramatisch ist, wird dann pikant, wenn eben auf einmal unter einem Beitrag verschiedene Meinungen und Argumente aufeinandertreffen. Das läuft dann ungefähr so ab: Dadurch, dass ich selbst immer nur die eigene Meinung (und die immer gleichen Argumente) konsumiere und durch eigene Beiträge (re-)produziere, fühle ich mich eindeutig im Recht. Aber es ist ganz normal, auch mal nicht im Recht zu sein. Leider werden bei Diskussionen, in denen Fakten gefordert werden, oft unwahre Informationen, also Fake News, herangezogen. Daher ist Vorsicht und Wachsamkeit geboten. Und schließlich sollte für alle Diskutierenden dasselbe Ziel gelten: Sich auf die Wahrheit zu einigen – auch wenn diese manchmal von der eigenen Überzeugung abweicht.

HIER MEINE TIPPS, WIE DU AM BESTEN MIT KOMMENTARSPALTEN AUF EINE MENTAL GESUNDE WEISE UMGEHST UND WIE DU DARAUF REAGIEREN KANNST, WENN DU AUF SOCIAL MEDIA AUF ANDERE MEINUNGEN TRIFFST:

- **Hinterfrage im Voraus:** Warum ist es dir gerade wichtig, die Kommentare zu diesem Beitrag durchzulesen? Was erhoffst du dir davon? Ist es für dich wirklich von Interesse, die Reaktion von anderen mitzubekommen, oder reicht es, dir ein eigenes Bild von dem Thema des Beitrags zu machen?

- **Sei wohlwollend gegenüber anderen Personen.** Wenn du etwas liest, dem du nicht zustimmen würdest, versuche, nicht direkt auf Abwehr zu gehen, sondern stets neutral und offen zu sein. Das heißt konkret, dass du Personen nicht verbal attackieren und nicht beleidigend werden solltest. Aber auch unterschwellige Sticheleien solltest du unterlassen.

- Versuche, die **Kommentare sachlich** und nicht zu emotional zu betrachten. Falls du etwas liest, was dir negativ aufstößt, solltest du das nicht zu nah an dich heranlassen.

- Wenn du auf einen Kommentar **antworten** möchtest, überlege dir, ob dies wirklich eine konstruktive, also sinnvolle Konversation wäre. Trägt deine Antwort positiv dazu bei, etwas zu klären, zu erklären, zu schlichten oder zu deeskalieren?

- Wenn du merkst, dass dir das Lesen von Kommentaren **nicht guttut** und eventuell sogar deine Laune verschlechtert, verlasse die Kommentarspalte und ggf. auch die Plattform.

Etwas, was heute gängig ist – und das nicht nur in Kommentarspalten, sondern über alle Funktionen der Plattformen hinweg –, ist die sogenannte Cancel Culture. Einfach ausgedrückt, ist das »Canceln« von Personen eine Handlung, die das Ausschließen von Menschen aus dem öffentlichen Diskurs meint. Aufgrund der Worte oder des Verhaltens einer Person beschließt dann eine größere Gruppe von Menschen, die sich meist auf Social Media dazu austauschen, diese auszuschließen – zu canceln. Dass es schwer ist, Leute wirklich zu »canceln«, ist klar, denn fast jede:r hat zumindest die Möglichkeit, weiterhin auf den sozialen Plattformen aktiv zu sein. Schlimmer sind jedoch die mediale Bloßstellung und die Rufschädigung, die mit dieser negativen Aufmerksamkeit einhergehen. Selbst wenn die Person weiterhin auf Social Media (und auch außerhalb) ihre Stimme äußern kann, so wird bis auf Weiteres das »Gecancelt-Sein« wie eine dunkle Wolke über ihrem Kopf schweben.

Ein prominentes Beispiel für Canceln ist Donald Trump. Trump ist eigentlich eine so große politische Figur, dass man ihn fast nicht canceln kann – leider, möchte ich anfügen. Er wird immer am öffentlichen Leben teilnehmen, ob gecancelt oder nicht. Und selbst als die Plattformen Twitter, Instagram und Facebook ihn sperrten, hatte er durch seine Macht (und sein Geld) die Möglichkeit, sich eine eigene neue Plattform aufzubauen – Truth Social –, wohin ihm seine Anhänger:innen folgten. Mittlerweile haben Twitter, Instagram und Facebook ihn wieder entsperrt – ein Jammer. Aber das zeigt anschaulich, welche Macht die Unternehmen hinter den Plattformen eigentlich haben. Menschen, die auch nach mehreren Verwarnungen weiterhin diskriminierende, rassistische, antisemitische, verschwörungsideologische, frauenfeindliche und homophobe Inhalte produzieren und reproduzieren, *können* (und *müssen*) von Social Media ausgeschlossen werden. Leider wird dies von den Plattformen viel zu wenig gemacht. Auch bei Trump hat es bis zur Sperrung viel zu lange gedauert. Bis es so weit war, konnte er Unmengen an Falschinformationen in der ganzen Welt verbreiten.

Was hingegen nicht so viel Sinn ergibt: Häufig reagieren die Plattformen mit Verboten und Sperrungen bei Inhalten, die viel weniger oder gar nicht problematisch sind. Warum diskriminiert TikTok zum Beispiel immer noch Trans-Personen, und warum dürfen auf Instagram keine Nippel von Frauen zu sehen sein? Dafür können viele eifrige Kommentarschreiber:innen aber weiterhin Fake News verbreiten. Das passt so gar nicht zum modernen und aufgeklärten Verständnis der heutigen Zeit. Jede:r sollte sich so zeigen dürfen, wie sie:er möchte, aber nicht jede Aussage basiert auf Fakten – und ist damit potenziell gefährlich.

Meine persönliche Ansicht: Meinungsfreiheit sollte immer nur so weit gehen, dass weiterhin ein gutes Miteinander und eine wahrheitsgemäße, faktenbasierte Kommunikation möglich sind. Im »echten Leben« wie auch auf Social Media. Die Plattformen sollten daher aktiver vorgehen, wenn es darum geht, einen positiven Ort für ihre Nutzer:innen zu schaffen.

Das bringt mich zu meiner nächsten Frage: Wann sind soziale Medien eigentlich so negativ geworden? Ich habe das Gefühl, manchen Leuten ist es egal, dass andere ihre hasserfüllten, gehässigen und diskriminierenden Worte verletzend finden könnten. Es ist ihnen egal, denn der anonyme Nebel des Internets liegt auf ihnen wie ein Schutzfilm. Ich selbst hatte meine schlimmste Hass-im-Netz-Erfahrung lange vor meiner Zeit als YouTuberin. Alles, was mir dort passiert ist, ist nicht so schlimm wie dieser eine Abend, als ich in der 7. Klasse war. Damals chattete man noch auf Facebook über den Facebook Messenger. Ich hatte gerade meine beste Freundin an zwei Jungs aus meiner Klasse verloren, in einen von ihnen war ich verliebt, doch das wusste er nicht (sie aber sehr wohl). Sie waren fortan ein Dreiergespann, das unbesiegbar erschien, sie waren »die Coolen«, so wie es sie in fast jeder Klasse gibt. Ich wurde irgendwie zu ihrer Angriffsfläche. Nicht direkt durch meine ehemals beste Freundin – es war eher der Junge, in den ich allen Übels verliebt war, der nichts Besseres zu tun hatte, als mich runterzumachen. Und wie das so ist mit 13 Jahren, hat man (noch) nicht die Stärke, gegen den coolen Jungen anzugehen und zur ehemals besten Freundin zu halten – so erkläre ich mir jedenfalls *ihr* Verhalten.

Nun, es gab jedenfalls diesen einen Abend, an dem ich mit ihr chattete. Aber plötzlich änderte sich die Dynamik des Chats. Ich bekam das Gefühl, dass auf einmal mehrere Personen schrieben. Und sie schrieben mir alles Mögliche: Ich solle die Schule verlassen, ich sei eine fette Tonne, ich sei scheiße – so was eben. Ich kämpfte dagegen an, kam mit coolen GIFs um die Ecke, behielt meinen Stolz. Aber als der Laptop zu war, kam ich nicht damit klar, was da eben passiert war. Konnte es wirklich sein, dass meine ehemals beste Freundin zugelassen hatte, dass diese Leute mir über ihren Account diese schlimmen Sachen schrieben? Ich fiel in ein destruktives Verhalten, mir ging es sehr, sehr schlecht danach. Ich saß allein in der Mensa, tat mir im Unterricht mit Linealen und Scheren weh (ich kann nicht abstreiten, dass ich wollte, dass sie das sahen). Äußerliche Narben blieben zum Glück nicht – aber innerlich machte das alles natürlich etwas mit mir.

Es war nicht leicht, im Gegenteil, aber ich beschloss von da an, meine eigene beste Freundin zu sein. Dieser Abend hat mich auf absurde Weise also stärker gemacht – und zu der fast unangreifbaren Person, die ich jetzt bin. Doch bis dahin war es ein langer Weg, den ich ohne die Tumblr-Community und -Kontakte, die ich dort hatte, niemals gemeistert hätte. Ich habe lange Zeit niemandem in meinem Umfeld von diesem Chat erzählt oder davon, wie ich in der Schule fertiggemacht wurde. Aber ich habe meine Gefühle auf und durch Social Media verarbeiten können. Weil ich Menschen gefolgt bin, denen es genauso ging, ihre Posts gelesen und mit ihnen geschrieben habe. Ein paar Jahre später dann verarbeitete ich diesen Chat, dieses **Cybermobbing**, wie es tatsächlich zu betiteln ist, in einem YouTube-Video und bekam unzählige liebe Kommentare und Nachrichten dazu. Ich hatte es geschafft. Das war es, was ich immer gewollt hatte: aus meinen negativen Erfahrungen etwas Gutes machen.

Mobbing über Social Media ist leider auch nach all diesen Jahren noch immer ein riesengroßes Problem – und wird es wahrscheinlich auch immer bleiben. Viel zu selten tun die Plattformen etwas dagegen – wie auch, wenn das meiste in Privatnachrichten stattfindet. Hier ist ein großes Maß an Selbstdisziplin und -liebe gefragt, vor allem bei der Person, die gemobbt wird. Doch wer ist gerade in jungen Jahren schon so stark, zu sagen, dass er:sie sich von Social Media (inklusive WhatsApp) fernhält? Oder dass er:sie die betreffende Person einfach blockiert? Umso wichtiger ist Medienbildung, bei der wir auch mit unserem Verein ansetzen. Wenn Kinder bereits in der Schule lernen, was Mobbing für einen negativen Einfluss auf beide Parteien (die gemobbte Person, aber auch den:die Mobber:in) hat, dann kann ein positives Miteinander gedeihen. Das ist zumindest unser Traum.

Ich denke nicht, dass Kinder und Jugendliche von Grund auf böse sind. Ich denke, dass über das Mobben eigene Unsicherheiten kaschiert werden. Als junger Mensch ist man sich dessen allerdings noch nicht bewusst. Und auch als Erwachsene – sind wir mal ehrlich – reden wir gern abfällig über andere. Schade eigentlich, da wir uns doch alle nur das Beste wünschen sollten. Ich sehe sehr viel Potenzial für ein gutes Miteinander auf Social Media. Aber es muss sich dafür auf beiden Seiten etwas ändern: Die Plattformen müssen Gutes fördern und Negatives eliminieren, und die Nutzer:innen müssen respektvoll miteinander umgehen.

HIER MEINE TIPPS, WIE DU ZU EINEM POSITIVEN MITEINANDER AUF SOCIAL MEDIA BEITRÄGST:

- Verteile Herzen, Likes, konstruktive Kommentare und liebe Nachrichten.
- **Akzeptiere**, dass alle Menschen unterschiedlich sind und andere Vorlieben haben – auch auf Social Media. Manche möchten gern Filter benutzen, andere retuschieren ihren Körper, wieder andere zeigen sich nur ungeschminkt. Das alles hat seine Daseinsberechtigung, und es ist nicht deine Aufgabe, dies zu bewerten bzw. zu kommentieren.
- Schreibe und poste nur etwas, wenn du **gute Absichten** hast. Aber bedenke: Auch wenn deine Absicht positiv ist, kann die Nachricht bei der anderen Person negativ ankommen. Ein gutes Beispiel dafür sind ungefragte Tipps. Wer nicht explizit nach Tipps und Tricks fragt, dem sollte man auch keine zukommen lassen.
- Wenn es angebracht ist, kannst du **konstruktiv** deinen Unmut ausdrücken, ohne andere zu verletzen. Lerne, wie du Kritik äußerst, aber auch, wie du mit ihr umgehst. Es ist ganz natürlich (und wichtig!), dass wir nicht immer alle einer Meinung sind.

Zukunft: Wie können die sozialen Medien der Zukunft aussehen?

Social Media als Spiegelbild der Zeit | Lea

NACHDEM WIR UNS jetzt einige Zeit mit Social Media beschäftigt und verschiedene Aspekte der digitalen Welt zu verstehen versucht haben, bin ich für meinen Teil zu einer Erkenntnis gelangt: Die sozialen Medien sind nicht die Ursache allen Übels. Sie sind nicht allein schuld daran, dass wir unglücklicher, depressiver und weniger sozial werden. Das, was unsere Smartphone-Displays spiegeln, ist ein Bild der Probleme unserer heutigen Gesellschaft. Zugegeben – an der ein oder anderen Stelle tragen die sozialen Medien dazu bei, dass sich vorhandene Strukturen verfestigen und verstärken. Aber wenn wir nicht nur Symptome behandeln wollen, ist es an der Zeit, die Ursachen genauer zu betrachten. Und die sozialen Medien bieten uns eine großartige Chance dafür.

Dadurch, dass so viele Menschen sie nutzen, ist es für uns einfacher, über Themen wie den Klimawandel, unser Wirtschaftssystem, Rollenbilder, Leistungsdruck und unsere psychische Gesundheit ins Gespräch zu kommen. »Wieso benutzt du eigentlich TikTok-Filter?« ist ein angenehmerer Gesprächseinstieg als »Was denkst du, wie sich unsere Konsum- und Leistungsgesellschaft in unseren Schönheitsidealen manifestiert und welche Auswirkungen das auf unsere

Psyche hat?«. Wir machen große Themen durch die sozialen Medien leichter greifbar und zugänglicher für alle – und dafür liebe ich sie.

Nicht nur der digitale Wandel wird uns in den nächsten Jahren vor große Herausforderungen stellen, sondern auch der Klimawandel, gesellschaftliche Ungleichheiten, technologische Innovationen, geopolitische Spannungen und die sich wandelnde Arbeitswelt. Es ist an der Zeit, in vielen Dingen einen Schritt zurückzugehen, unsere getroffenen Entscheidungen im Nachhinein zu überdenken und ethische Leitlinien für die Zukunft festzulegen. Wie möchten wir neue Technologien wie beispielsweise künstliche Intelligenz (KI), Augmented Reality (AR), Virtuelle Realität (VR), Robotik oder autonome Gegenstände wie selbstfahrende Autos, Sprachassistenten, Smart-Home-Systeme oder Drohnen zukünftig zu unserem Vorteil nutzen? Was sind moralische Werte, die dabei keinesfalls übergangen werden dürfen? Welche Institutionen sollen die Kontrolle übernehmen, und wie kommen wir an den Punkt, dass Digitalität uns miteinander verbindet, anstatt uns voneinander zu entfernen?

Info

Die Zukunft der Technologie: KI, AR, VR und das Metaverse

KI bezieht sich auf die Fähigkeit von Maschinen, menschenähnliche Denk- und Entscheidungsprozesse auszuführen. So wurde zum Beispiel die künstliche Intelligenz **ChatGPT** entwickelt, um menschliche Konversationen zu führen und Fragen zu beantworten.

AR & VR sind dagegen Technologien, die es Nutzer:innen ermöglichen, interaktive digitale Inhalte in der physischen Welt (AR) oder in einer vollständig neuen virtuellen Umgebung (VR) zu erleben.

Das **Metaverse** ist derzeit in aller Munde als Vision einer virtuellen Welt, in die Teile unseres Lebens verlagert werden sollen. Mit einer VR-Brille taucht man mit einem Avatar in eine Welt ein, in der man Konzerte, Kunstgalerien, Shopping und Treffen mit Freund:innen erleben kann. Die Idee des Metaverse ist keineswegs neu und wurde bereits im Jahr 1992 in Neal Stephensons Roman *Snow Crash* beschrieben. Erste Prototypen wie **Second Life** und das **Metaverse** von Facebook (was übrigens der Grund ist, wieso sich das Unternehmen in Meta umbenannt hat) gibt es schon, aber Technologien wie KI, die Schnelligkeit von Datenübertragung und die benötigte Hardware müssen noch verbessert werden. Besonders wichtig ist natürlich auch hier, dass ethische und rechtliche Fragen des Datenschutzes und der Sicherheit der Nutzer:innen im Vorfeld diskutiert werden. Gesundheitliche Aspekte wie auftretende Schwindelgefühle, Bewegungsmangel und die Auswirkung einer solchen Realität auf unsere psychische Gesundheit sollten ebenfalls wissenschaftlich genauer untersucht werden, bevor das Metaverse tatsächlich Teil unseres Alltags wird.

Bevor wir uns mit der Zukunft der Technologie befassen, sollten wir uns erst einmal mit der aktuellen Situation der sozialen Medien auseinandersetzen. Hier sind einige Reformvorschläge, die man meiner Meinung nach überdenken, diskutieren und ausprobieren sollte.

Reformvorschlag 1: Meinungsvielfalt statt Echokammer: Wie eine Reform der Meinungsbildung auf Social Media funktionieren kann

Es ist für mich von großer Bedeutung, in einem Land zu leben, in dem ich ohne Furcht vor Konsequenzen meine Meinung zu jedem Thema frei äußern kann. Das ist nicht nur für mich persönlich relevant, sondern auch von entscheidender Bedeutung für das reibungslose Funktionieren unserer Demokratie. Genauso wichtig ist es, dass wir in der Lage sind, unsere Meinungen frei zu bilden. Darauf haben die sozialen Medien jedoch einen beträchtlichen Einfluss, den die Entscheidungsträger:innen im Hintergrund – wie wir bereits gesehen haben – nicht immer verantwortungsvoll nutzen. Was sollte unser Anspruch an die zukünftige digitale Meinungsbildung sein? Aus meiner Sicht ist es wichtig, dass:

- unsere Medienlandschaft die Vielfältigkeit unserer Bevölkerung repräsentiert, damit wir eine Diskussionskultur schaffen, in der wir respektvoll aufeinander zugehen und Kompromisse schließen können.
- eine Möglichkeit geschaffen wird, das Weltgeschehen in einem größeren Rahmen als der eigenen Filterblase kennenzulernen.
- die Meinungsfreiheit des Einzelnen geschützt bleibt, von der freien Meinungsbildung hin bis zur unzensierten Meinungsäußerung.

Doch wie kommen wir dahin?

Im Schwerpunktbereich meines Jurastudiums habe ich mich auf die staatliche und nicht staatliche Regulierung der

Wirtschaft und der Medienlandschaft spezialisiert. Das heißt, ich habe untersucht, mit welchen Anreizen, aber auch Verboten, das Verhalten von Unternehmen durch den Staat gesteuert oder ganze Bereiche in die Hände des Staates verlagert werden können. In diesem Zusammenhang habe ich das System hinter den öffentlich-rechtlichen Medien in Deutschland näher kennengelernt. Von vielen Seiten hört man Kritik darüber, wie hoch die GEZ-Gebühren sind, jedoch wird das dahinterstehende System selten genauer beleuchtet. Dabei ist es – auch wenn es definitiv Raum für Verbesserungen gibt – sehr clever ausgestaltet. Um sicherzustellen, dass die öffentlich-rechtlichen Sender unabhängig und neutral berichten können, wird der Einfluss der beiden Faktoren, welche die Berichterstattung maßgeblich beeinflussen können, auf ein Minimum beschränkt: **Macht und Geld.**

Obwohl der Rundfunk »öffentlich-rechtlich« heißt, ist das keineswegs gleichbedeutend mit staatlichem Rundfunk. Der Staat übernimmt in Deutschland lediglich die organisatorischen Rahmenbedingungen wie die Sicherstellung der Finanzierung durch die GEZ. Inhaltlich übt er *keinen* unmittelbaren Einfluss auf die Programmgestaltung aus – das nennt sich das **Gebot der Staatsferne**. Das ist wichtig, da sonst die Regierung ihre **Macht** missbrauchen könnte, die Meinungsbildung der Bevölkerung so zu beeinflussen, dass sie beispielsweise bei den nächsten Wahlen sehr gut abschneiden würde. Und das würde der Freiheit unserer Meinungsbildung erheblich im Wege stehen.

Zusätzlich soll die wirtschaftliche Unabhängigkeit des Rundfunks sichergestellt werden. Das Problem mit bezahlten Kooperationen ist, dass **Geld** oft die Wahrnehmung verzerrt und die Objektivität der Berichterstattung gefährdet. Stellt euch vor, ihr scrollt durch eure For You Page und stoßt auf einen bezahlten Beitrag einer Influencerin, die von einer Hautcreme schwärmt. Könnt ihr euch wirklich sicher sein, dass die Empfehlung ehrlich ist? Damit wir also nicht gekaufte, abhängige Informationen erhalten, zahlen wir die Rundfunkgebühr. Dadurch können die Rundfunkanstalten produzieren, ohne auf finanzielle Unterstützung von außen angewiesen zu sein. Ihr könnt euch also auf die Informationen verlassen, die ihr empfangt, ohne euch Sorgen darüber machen zu müssen, welche wirtschaftlichen Interessen dahinterstecken.

Damit sind zwei große Einflüsse reduziert, die unsere Sicht auf die Realität verzerren können. Zusätzlich muss sichergestellt werden, dass wir verschiedene Stimmen hören und eine breite Palette verschiedener Perspektiven in unseren Medien vertreten ist. Dazu gibt es bei den Rundfunkanstalten einen Rundfunkrat, der deren Arbeit beaufsichtigt und kontrolliert. Dieser Rat setzt sich aus einer Vielzahl von Vertreter:innen zusammen, die das Publikum angemessen widerspiegeln und die Interessen der deutschen Bevölkerung in ihrer Vielfältigkeit repräsentieren sollen. Allerdings verändert sich unsere Gesellschaft ständig, was eine flexible Zusammensetzung des Rundfunkrats erfordert. Daran mangelt es in der Praxis leider oft. Betrachtet man jedoch dieses System abseits seiner Umsetzungsschwierigkeiten, stellt sich die Frage, ob und wie man die Grundlagen des öffentlichen Rundfunks auf die sozialen Medien übertragen könnte.

Im Gegensatz zum Rundfunk liegt der Fokus von sozialen Medien nicht nur auf Informationsvermittlung, sie sind auch eine Unterhaltungs- und Kommunikationsplattform. Anders als zum Beispiel im Fernsehen kann auf TikTok, Instagram & Co jede Person Inhalte produzieren, was die Sicherstellung der journalistischen Qualität und Objektivität von Informationsbeiträgen verkompliziert. Außerdem ist ein Großteil der Plattformen weltweit aktiv, weswegen ein international praktikabler Lösungsansatz verschiedene Rechtsordnungen, Kulturen und Werte einschließen müsste. Über allem steht dabei immer die Notwendigkeit, eine Balance zwischen dem Bedürfnis nach Inhaltssteuerung und der Meinungsfreiheit der Nutzer:innen herzustellen. Diese Besonderheiten werden in meinen Lösungsvorschlägen berücksichtigt.

Lösungsvorschlag 1: Richtlinien für Algorithmen

Algorithmen bestimmen, welche Inhalte und Informationen wir in unseren Feeds angezeigt bekommen. Sollen die Social-Media-Konzerne wirklich über ihre Algorithmen entscheiden dürfen, wer in der digitalen Welt eine Stimme hat und wem die Möglichkeit genommen wird, gehört zu werden? Ich bin überzeugt, dass die Konzerne sich ihrer Verantwortung zwar bewusst, aber ihr nicht allein gewachsen sind. Um ihnen einen Leitfaden zu geben, sollten Richtlinien für die Entwicklung von Algorithmen etabliert werden. Die Verpflichtung, die Funktionsweisen der Algorithmen transparent zugänglich zu machen, ist ebenso notwendig wie ihre diskriminierungsfreie, sichere und vielfältige Gestaltung. Wir müssen zu der Zeit zurückkehren, als Technologie genutzt wurde, um uns voranzubringen, anstatt uns daran zu hindern, voranzukommen. Dabei können Algorithmen aktiv dazu beitragen, dass unterschiedliche Perspektiven in unserem Social-Media-Feed landen und wir uns vielfältiger informieren können.

Lösungsvorschlag 2: Aufsichtsbehörde

Damit diese Richtlinien die gewünschte Wirkung entfalten, müssen sie von den Unternehmen auch tatsächlich umgesetzt werden. Eine Möglichkeit, dies zu garantieren, wäre die Einrichtung einer internationalen Aufsichtsbehörde nach dem Vorbild des Rundfunkrats. Diese Behörde sollte aus einer diversen Gruppe von Social-Media-Nutzer:innen bestehen, die überwachen, dass die Algorithmen die Interessen und Perspektiven aller angemessen repräsentieren. Damit diese Behörde frei von wirtschaftlichen und staatlichen Einflüssen agieren kann, ist es wichtig, dass sie unabhängig arbeitet. Gleichzeitig müssen die Richtlinien ständig überprüft und an die sich wandelnden gesellschaftlichen Verhältnisse angepasst werden – eine Herausforderung, die eine effiziente und schnelle Arbeitsweise erfordert, bei der Digitalität unterstützend eingesetzt werden kann.

Lösungsvorschlag 3: Feedbackkultur

Zusätzlich zu dieser Behörde sollten Feedbackmechanismen für Nutzer:innen geschaffen werden, sodass die Plattformen stets auf ihre aktuellen Bedürfnisse und Interessen eingehen und sich weiterentwickeln können.

Soziale Medien müssen offener und transparenter werden.

Reformvorschlag 2: Der Kampf um die Aufmerksamkeit: Neue Spielregeln für Werbung auf Social Media

Die Welt, wie wir sie kennen, ist voll von Werbung. Sie klebt an Plakatwänden, flimmert in Fernsehspots, landet in unserem E-Mail-Postfach und segelt in unsere Briefkästen. Und selbst auf Social Media entkommen wir ihr nicht. Doch wie sollen wir in dieser ständigen Reizüberflutung noch wissen, was wir wirklich wollen, wenn alles um uns herum nach unserer Aufmerksamkeit schreit und uns beeinflussen will?

Lösungsvorschlag 1: Werbefreie Zonen

Man könnte darüber nachdenken, werbefreie Zonen auf Social-Media-Plattformen einzurichten, um uns die Möglichkeit zu geben, uns von der Dauerbeschallung zu entspannen. Eine solche Maßnahme könnte uns helfen, die Plattformen wieder stärker für soziale Interaktionen zu nutzen. Zum Beispiel könnten kommerzielle Inhalte in Instagram-Storys untersagt werden, oder es könnte für eine Stunde pro Tag jegliche Werbung von den Plattformen verbannt werden. Könnt ihr die Erleichterung schon spüren, die diese Zeit mit sich bringen würde?

Lösungsvorschlag 2: Werbepraktiken

Im Bereich der kommerziellen Werbung sollten Funktionen und Anwendungen, die unsere Körperwahrnehmung und -akzeptanz erheblich beeinträchtigen könnten, verboten werden. Dazu gehören digitale Technologien, die Menschen als unrealistisch dünn oder muskulös darstellen, und analoge Manipulationsmethoden wie Po-Pads oder Shapewear. Unternehmen sollten verpflichtet werden, ein Gesundheitszeugnis der werbenden Models einzuholen, um sicherzustellen, dass diese fit sind, und um den Konsument:innen ein gesundes Körperbild zu vermitteln. In Frankreich ist dies bereits eine gesetzliche Anforderung. Lasst uns einen Bewusstseinswandel in der Gesellschaft anstreben, bei dem sich alle Menschen unabhängig von ihrem Aussehen in ihrem Körper wohlfühlen können.

Lösungsvorschlag 3: Kennzeichnungspflicht

In Norwegen und Frankreich gibt es sie bereits: Eine Kennzeichnungspflicht für retuschierte Bilder, die auch kleinste Bearbeitungen einschließt. Im kommerziellen Bereich wäre es sinnvoll, diese Pflicht noch auszuweiten und Unternehmen dazu zu verpflichten, zusätzlich zu den modifizierten auch die unbearbeiteten Versionen ihrer Bilder zu veröffentlichen. So könnten die Betrachter:innen auf die Unterschiede aufmerksam gemacht werden und dafür sensibilisiert werden.

Soziale Medien müssen echter werden.

Reformvorschlag 3: Social-Media-Upgrade: Wie Plattformen verändert werden müssen

Unser Bewusstsein für den Einfluss der sozialen Plattformen mag noch so gestärkt sein, doch solange diese uns immer wieder mit ihren manipulativen Funktionen beeinflussen oder uns schädliche Inhalte anzeigen, ohne uns ausreichend Kontrolle über unsere Einstellungen zu geben, werden unsere Handlungsoptionen immer eingeschränkt bleiben.

Lösungsvorschlag 1: Digitale Schnittstelle

In der Zukunft könnten wir eine technologische Verknüpfung nutzen, die es jedem:r von uns ermöglicht, die Plattform seiner:ihrer Wahl zu verwenden, aber dennoch mit User:innen anderer Plattformen über eine digitale Schnittstelle zu interagieren. Wenn ich beispielsweise WhatsApp auf meinem Smartphone installiert habe und Nora die Messaging-App Signal, würde jede von uns die App verwenden, die ihren Bedürfnissen entspricht, dennoch könnten wir uns gegenseitig Nachrichten schicken. Das würde bedeuten, dass wir nicht länger an eine bestimmte Plattform gebunden sind, nur weil unser soziales Umfeld sie nutzt, sondern dass wir auf eine breitere Palette zugreifen könnten. Dadurch würde das Monopol der großen Anbieter:innen aufgesplittert und auch kleinen Unternehmen eine Chance geboten.

Lösungsvorschlag 2: Selbstregulation

Es ist an der Zeit, den Plattformen einen Teil ihrer Kontrolle abzunehmen und ihren Nutzer:innen mehr Funktionen zur Selbstregulation zu bieten wie zum Beispiel:

- **Filterfunktionen**, mit denen man einstellen kann, welche Art von Inhalten man sehen möchte und welche nicht
- Die Möglichkeit für eine **werbefreie Plattform** zu **zahlen** wie zum Beispiel auf YouTube oder Spotify
- Die Option, die Verwendung von **Filtern** und die Anzeige von retuschierten Bildern auszuschalten
- Die Möglichkeit, die **Aufmerksamkeitsfunktionen** (Gefällt-mir-Button, Gelesen-Funktion, Streaks …) der Plattformen zu reduzieren oder vollständig ausstellen zu können
- Die Möglichkeit, seinen Account im Rahmen eines **Social-Media-Detox** eine Zeit lang zu deaktivieren
- Eingebaute **Social-Media-Pausen**, die einen motivieren, Zeit abseits des Bildschirms zu verbringen

Soziale Medien müssen flexibler werden.

Reformvorschlag 4: Medienkompetenz – ein Muss für den digitalen Alltag

Wir können uns nicht nur auf Plattformen und Behörden verlassen, um das Problem unbewusster Social-Media-Nutzung zu lösen. Jede:r von uns muss über eine solide Grundlage an

Medienkompetenz verfügen, um sich selbst zu schützen. Dazu gehört, dass wir uns über verschiedene Themen informieren, unser eigenes Nutzungsverhalten kontinuierlich reflektieren und unsere Erfahrungen aktiv mit anderen teilen. Diese Informationen und Werte sollten bereits in der Schule vermittelt werden und uns unser digitales Leben lang begleiten. Gerade für Kinder und Jugendliche, aber auch für junge und ältere Erwachsene ist die Entwicklung von eigener medialer Kompetenz eine nicht zu unterschätzende Fähigkeit. Unser Verein BewusstSchein e.V. setzt genau hier an und versucht, in interaktiven Workshops der nächsten Generation einen sicheren Start in die Social-Media-Welt zu ermöglichen.

Wir müssen bewusster werden.

Reflexion

Wie sieht deine Vorstellung von den sozialen Medien der Zukunft aus? Welchen Teil kannst du dazu beitragen?

Auch *On & Off* ist mit dem Ziel entstanden, deine Medienkompetenz zu steigern und dein Bewusstsein in Bezug auf dein Social-Media-Verhalten zu stärken. Es schenkt mir Hoffnung, dass dieses Buch in deinem Bücherregal steht. Es schenkt mir Hoffnung, dass soziale Medien dich dazu bewegt haben, dieses Buch zu lesen. Es schenkt mir Hoffnung, weil ich fest daran glaube, dass wir gemeinsam die Social-Media-Welt bewusster und authentischer gestalten können.

Geld regiert die Social-Media-Welt | Nora

Ich wache auf. Mein erster Gedanke gilt meinem Traum von letzter Nacht. Er bringt mich zum Lächeln. Ich habe durchgeschlafen, fühle mich gut erholt. Ich ziehe die Gardinen zur Seite und merke, dass die Sonne scheint und es draußen warm ist. In der Küche presse ich aus ein paar Orangen einen Saft und rühre Teig für Pancakes an. Mein schwarzer Tee ist stark, so wie ich es mag. Ich schaue abwechselnd nach draußen und in die Zeitung.

Nach dem Frühstück klicke ich auf YouTube, wo ich mir ein Yogavideo raussuche. Es kommt keine Werbung. Ich zahle einen freiwilligen Beitrag für jedes Video, das ich mir anschaue. Das Geld fließt direkt an die Creator:innen. Dafür ist nun weniger mehr. Ich sehe mir weniger sinnlose Videos an, sondern nur noch die der Menschen, die mir wirklich etwas geben. Mein Feed ist aufgeräumt. Ich folge nur noch einer Handvoll Leuten. So ist das auch bei Instagram. Seit soziale Medien Geld kosten, ich aber nicht mehr mit meinen Daten bezahle und mir keine Werbung mehr ausgespielt wird, benutze ich die Plattformen nach meinen eigenen Regeln. Ich zahle gern. Denn ich weiß um den Wert, den die Inhalte haben, und um die Zeit, die ich mir spare, wenn ich nicht alles 24/7 konsumieren kann. Ich wähle aus und sortiere aus. Ich schalte ein und ich schalte aus.

In meinem Leben ist jetzt viel mehr Platz für anderes. Statt vier Stunden am Tag bin ich maximal eine Stunde auf Social Media – Nachrichtendienste wie WhatsApp einberechnet. Denn dort bin ich auch nicht mehr oft. Ich rufe lieber gleich an oder treffe mich direkt mit den Leuten. Nicht selten schreibe ich auch mal einen Brief. Meine zwischenmenschlichen Beziehungen sind dadurch enger und vertrauter geworden. Aber auch weniger. Nicht alle, für die ich früher Platz in meinem Leben hatte, passen jetzt noch rein. Schnelle Kurznachrichten sind für mich Geschichte.

Es ist allgemein ruhiger geworden. In meinem Kopf vor allem. Die Gedanken kreisen nicht mehr um das, was ich meist unfreiwillig auf Social Media angezeigt bekommen habe, sondern haben sich beruhigt. Ich kann nun endlich das in meinem Alltag Erlebte besser verarbeiten. Nachdem ich Yoga praktiziert habe, mache ich mich fertig für den Tag. Ich habe mir vorgenommen, spazieren zu gehen. Ich nehme meine Analogkamera mit. Schon lange denke ich bei der Motivauswahl nicht mehr daran, was in meinem Instagram-Feed gut aussehen würde. Ich fotografiere einfach das, was mir gefällt. Und Selfies lassen sich mit so einem Fotoapparat eh nicht gut schießen. Mittags lande ich in einem schönen Lokal mit gemusterter Tapete und vielen Pflanzen. Das Essen sieht aus wie ein Gemälde, ich speichere es in meinem Kopf ab und nicht in der Cloud. Dann esse ich, ohne Ablenkung. Das Gewusel im Restaurant ist Unterhaltung genug.

Zurück zu Hause lese ich den Roman, der mich völlig gepackt hat. Ich entdecke eine bewegende Zeile und beschließe, sie mit der Welt zu teilen. Ich mache ein Foto und stelle es direkt online. Ich überdenke es nicht. Ich schaue auch nicht, wer die Story gesehen hat, es ist mir egal. Wenn eine Person sich auch von der Zeile angesprochen fühlt, dann freue ich mich. Ich werde es erst viel später erfahren, da ich nicht mehr täglich auf Instagram bin. Nur wenn ich mich danach fühle oder etwas Bedeutendes teilen möchte.

Auf YouTube lade ich nach wie vor wöchentlich ein Video hoch. Durch die freiwillige Bezahlung meiner Zuschauer:innen bin ich nun auch nicht mehr finanziell abhängig von Kooperationen mit Marken und Werbung, die vor und während der Videos läuft. TikTok meide ich ganz. So viel Unterhaltung mir diese Plattform auch bringt, sie ist zu schnell für mein in sich ruhendes Ich. Denn auch hier müsste ich für die Inhalte bezahlen. Und als ich mir überlegt hatte, für welchen Creator ich das tun würde, fiel mir niemand ein. Also löschte ich die App von meinem Handy. Später im Bett schreibe ich Tagebuch, lese noch ein paar Seiten und meditiere dann. Ein schöner, ausgeglichener Tag.

An meiner Beschreibung eines idealen Tages merkt ihr vielleicht, dass ich mich nach einer Welt sehne, in der soziale Medien keine Hauptrolle mehr in meiner, in unserer Freizeitgestaltung spielen. Klar, das können wir auch für uns selbst festlegen, denn ich habe jeden Tag die Möglichkeit, keine Social-Media-Inhalte mehr zu konsumieren und zu produzieren. Aber ich finde auch, die Plattformen müssen sich ändern. Es kann nicht die Lösung sein, alles kostenfrei angeboten zu bekommen, doch dann mit privaten Daten zu bezahlen. Oder durch die süchtig machenden Dopamininhalte, welche die Algorithmen uns ausspielen, immer mehr Zeit auf den Plattformen zu verbringen. Oder mehr und mehr Werbung zu sehen, die in Wahrheit nicht zu unseren Werten passt.

Geld für Inhalte zu bezahlen schafft auch eine Wertigkeit. Ich kaufe mir gern Bücher. Ich kaufe mir gern Kinokarten. Ich kaufe mir gern Schallplatten. Ich unterstütze Kreative und Künstler:innen gern, zum Beispiel über **Patreon** (eine Plattform, auf der man Creator:innen mit einem Geldbeitrag unterstützen kann) oder indem ich ihren Merch kaufe. Und wenn es nur mit einem Euro im Monat ist. Es sollte wieder zur Normalität werden, für Dienstleistungen und Inhalte zu zahlen bzw. Geld dafür zu verlangen. Wenn wir das alle tun würden, dann sähe nicht nur unser (Social-Media-)Konsum, sondern auch die Welt anders aus.

Reflexion

Was denkst du – wäre so eine Welt möglich? Wärst du bereit, für Social-Media-Inhalte zu bezahlen, und wenn ja, für wen oder was würdest du Geld ausgeben?

Natürlich sollte auch an die Menschen, die sich eine Bezahlung von Social Media nicht leisten können, gedacht werden. Diese könnten dann vom Kollektiv mitgetragen werden, sodass auch sie nicht mit ihren Daten bezahlen müssen und keine Werbung ausgespielt bekommen. Aber meine Worte sollen auch kein fertiges Konzept sein, sondern nur als Denkanstoß dienen …

Eine Woche nachdem ich diese Zeilen geschrieben habe, hat Meta tatsächlich verkündet, dass sich User:innen ab sofort Verifizierungen kaufen können. Das ist nicht das, was ich mit »bezahlten Inhalten« meinte, aber geht in die Richtung eines monetären Modells. Und nicht wenige Leute sind bereit dazu, dieses Geld tatsächlich in die Hand zu nehmen.

Info

Die Verifizierung eines Kanals zeigt die Bestätigung einer Person oder einer Marke als »echt« an. Ein Beispiel dafür ist der »blaue Haken« auf Instagram. Die Echtheit wird von der jeweiligen Plattform geprüft und soll User:innen dabei helfen, nicht auf Fake-Profile hereinzufallen.

Trotzdem bin ich der Meinung: Für Inhalte zu bezahlen wird mehr und mehr zur Normalität werden. Es ist schließlich auch normal für uns, für Netflix und Spotify zu bezahlen oder für OnlyFans. Denn wir alle wollen keine Werbung mehr sehen. Sie nervt, egal, wie gut sie gemacht ist. Und vor allem haben wir Influencer:innen satt, die für Geld in die Kamera lügen. Ich sage euch: Influencer:innen haben den Höhepunkt ihrer Karriere bereits erreicht. Gerecht, denn sie sind schließlich auch ein triftiger Grund dafür, warum viele Menschen

Social Media langsam den Rücken kehren. Und das sehe ich auch in der Zukunft: Viele Leute haben verstanden, dass soziale Medien ein glückliches Leben »in real life« nicht ersetzen können. Mehr und mehr Menschen werden sich – so wie Lea und ich – wieder mehr dem analogen Leben und all seinen Facetten zuwenden. Vielleicht konnten euch meine Zeilen ja dazu inspirieren, euch schon heute euer Traumleben (auch) abseits von Social Media aufzubauen.

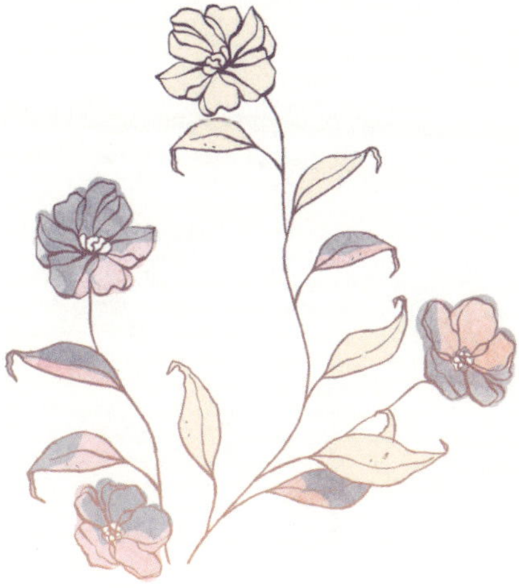

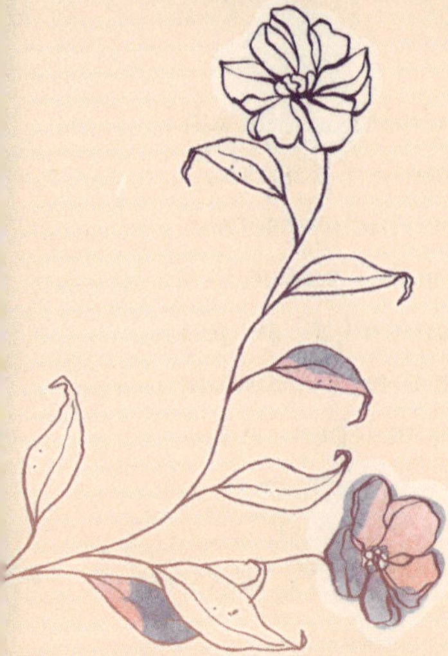

V. Wie geht es weiter – glücklich sein mit oder ohne Social Media?

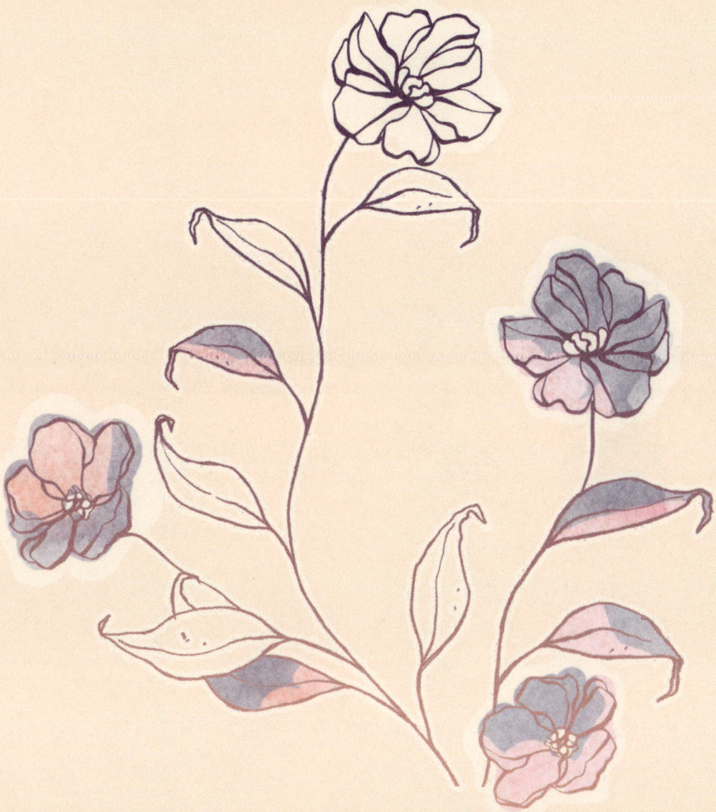

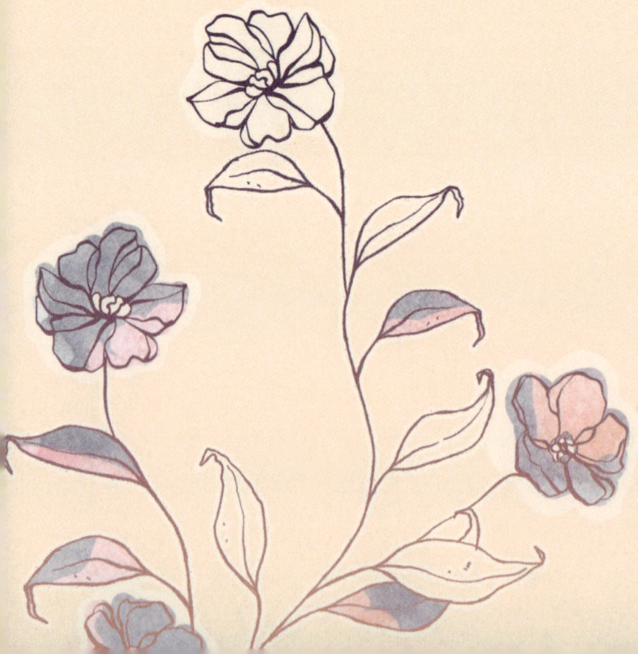

Das Glück ist nur einen Blick entfernt | Lea

DIE LEERE MEINES ZIMMERS erdrückt mich, Melancholie kriecht aus jeder Ecke des Raumes und legt sich eng um meinen Hals. Ich könnte dich eigentlich mal wieder aktivieren – wieso auch nicht? Vielleicht vertreibst du meine Einsamkeit heute Abend? Die nächsten Stunden sind wir uns nah – beinahe so nah, dass du mich berühren könntest. Doch als du am nächsten Morgen auf der anderen Seite meines Bettes liegst, ist mein Begehren verschwunden. Ich will kein gemeinsames Frühstück, will nicht, dass du mir deine Neuigkeiten erzählst. Ich atme erleichtert auf, als du lautlos und ohne dich zu verabschieden von meinem Display verschwindest. Als ich dich in den nächsten Tagen wiedersehe, will ich dich nicht wahrnehmen, obwohl du mir erwartungsvoll entgegenstarrst. Können wir nicht einfach von Zeit zu Zeit ineinander versinken, ohne aneinander zu ertrinken?

Offensichtlich ist das nicht in deinem Sinne, denn ein paar Minuten später blinkt eine Nachricht auf meinem Bildschirm auf, und du kämpfst um meine Aufmerksamkeit. Wenn ich nicht antworte, ist alles gesagt, denke ich mir. Wieso musst du alles so kompliziert machen, warum verdrängst du die ganze Leichtigkeit zwischen uns? Ich kann nicht leugnen, dass zwischen uns eine Verbindung besteht, aber ich kann nicht genau sagen, was es ist. Immer wieder zieht es mich in deine Tiefen, ein unerklärlicher Sog, dem ich kaum widerstehen kann. Doch gleichzeitig lastet auf mir auch ein Gefühl von Schuld, das alles überschattet. Was unsere Zukunft angeht, bin ich mir unsicher. Aber ich denke, wir werden uns von Zeit zu Zeit wiedersehen.

Ich sitze hier und beobachte den flackernden Mauszeiger auf meinem Laptopbildschirm. Bereits zum fünften Mal versuche ich, meine Gedanken zu sortieren und Klarheit in Bezug auf meine künftige Beziehung zu den sozialen Medien zu schaffen. Ich bin hin- und hergerissen. Einerseits möchte ich laut verkünden: Ab heute bin ich offline! Kein TikTok, kein YouTube, kein Instagram mehr! Doch andererseits fühlt sich dieser Schritt falsch an. Ich bin nicht die Person, die mit erhobenem Zeigefinger behauptet, dass soziale Medien uns alle unglücklich machen und unser Leben entwerten, denn ich muss zugeben, dass die digitale Welt mir Vorteile bietet und mich selbst auf gewisse Weise erfüllt.

Doch trotzdem ist da diese Hassliebe, dieses Gefühl der Schuld und Undiszipliniertheit, wenn ich online bin. Und vielleicht finden sich einige von euch in dieser Ambivalenz wieder – in diesem Zwischenraum zwischen Abneigung und Verführung, zwischen dem Wunsch, damit aufzuhören, und dem Wunsch, Spaß zu haben. Es sind diese Gegensätze in mir, die ich akzeptieren und für die ich einen Weg finden muss, sie in Einklang zu bringen. Genau darum dreht sich ein **bewusster Konsum**. Es geht nicht immer ums Aufgeben, um eine Alles-oder-nichts-Lösung. Es gibt nicht die eine einfache Antwort, das eine Erfolgsrezept, das für jede:n von uns in jeder denkbaren Lebensphase funktioniert.

Vielmehr geht es darum, die sozialen Medien auf eine Weise in unseren Alltag zu integrieren, die uns guttut. Gleichzeitig möchte ich aber in der analogen Welt Momente schaffen, in denen ich mein Telefon von Zeit zu Zeit ausschalte und Nachrichten unbeantwortet lasse. Das heißt, auch wenn es ernüchternd klingen mag, ich mache weiter wie bisher. Das heißt, das On & Off mit den sozialen Medien darf bleiben, ich werde kontinuierlich meine analoge und virtuelle Welt ausbalancieren müssen. Letztlich geht es bei all diesen Entscheidungen darum, dass du und ich, dass wir glücklich sind – egal ob online oder offline. Und wenn sich einzelne Glücksmomente in unseren YouTube-Aboboxen oder in unserem TikTok-Feed verstecken, warum sollten wir darauf verzichten?

Wie und wo man sein persönliches Glück findet, ist wahrscheinlich eine Frage, die wir uns alle – unabhängig von Social Media – von Zeit zu Zeit stellen sollten. Lange habe ich geglaubt, dass ich es finde, wenn ich einen guten akademischen Abschluss, eine vertraute Partnerschaft, inspirierende Freundschaften, einen gesunden Körper, ein enges Verhältnis zu meiner Familie, Reichtum oder Erfolg habe. Doch immer war das Glück einen weiteren Schritt entfernt, und ich vermochte es nie zu greifen, da nach dem Erreichen eines Ziels immer das nächste folgte. Was ist, wenn das Glücklichsein eigentlich auf dem Weg liegt und ich durch den starren Blick nach vorn immer daran vorbeilaufe? Vielleicht muss ich mir die Zeit nehmen, stehen zu bleiben und mich umzuschauen – am Wegrand. Vielleicht ist es so einfach. Vielleicht ist das Glück nur einen Blick oder – digital gesehen – einen Klick entfernt.

Hier(bei) suche ich zukünftig mein Glück:

Yoga

Zeit mit Herzensmenschen verbringen

ofenwarme Brötchen

Liebe

Spontaneität

über mich hinauswachsen

Konzerte

Sonne

Inlineskaten

lachen

kleine Videoschnipsel von schönen Momenten festhalten und zu TikToks zusammenschneiden

Museen

Reisen

AnalogfotografIe

Fahrrad fahren

Blumen

Lieder laut mitsingen

Authentizität

gutes Essen

schwimmen

Lieblingspodcast hören

Menschen auf Bumble kennenlernen

Filmabende

Bücherläden

Gespräche

Meer

tanzen

Berge

Vereinsarbeit

Berührungen

loslassen

wandern

mich selbst nicht zu ernst nehmen

Stille

Kaffee

Bewegung

allein sein

Tee

YouTube-Dokumentationen

kuscheln

Umarmungen

Nudeln selbst machen

Spiele spielen

hinterfragen

FaceTime-Kochabende

Date-Nights

Fremden zulächeln

Tiere

Ja sagen

Fotoalben

neue Dinge ausprobieren

einfach machen

Gemütlichkeit

lieben lernen

Waldspaziergänge

Zweisamkeit

Kuchen essen

Sterne beobachten

telefonieren

ins Theater gehen

Sprachmemos

kennenlernen

offen sein

Grenzen setzen

Kerzenlicht

backen

helfen

Sonnenaufgänge

Selbstliebe

Quatsch-Pausen

AM ENDE UNSERER GEMEINSAMEN REISE MÖCHTE ICH NOCH ZWEI EMPFEHLUNGEN ZUM GLÜCKLICHSEIN MIT DIR TEILEN:

- **The Science of Well-Being** ist ein kostenloser Kurs der Yale University, in dem man online in zehn Wochen mehr über die Wissenschaft des Glücks, eigene Stärken, Denkfehler, Strategien und praktische Umsetzungsmöglichkeiten lernen kann. Er kann jederzeit gestartet werden und ist aufgrund der Videoinhalte flexibel belegbar. 10 von 10 – would recommend.

- **Eine Liste mit 100 Wünschen** ist eine Übung, die ich im Rahmen eines Yoga-Retreats kennengelernt habe. Die Aufgabe ist simpel: Notiere 100 kleine und große Wünsche für deine nahe und ferne Zukunft. Dann lege die Liste beiseite und schau sie dir in einem halben Jahr wieder an. Wie viele dieser Wünsche haben sich bereits erfüllt?

Reflexion

Und du? In welchen Dingen und an welchen Orten wirst du nach dem Glück Ausschau halten?

Ein Klick in die Glaskugel | Nora

Auch wenn ihr gerade die letzten Seiten unseres Buches über Social Media lest, muss ich ehrlich sein. Habe ich meinen Social-Media-Konsum vollständig im Griff? Nein. Aber was heißt das überhaupt, »im Griff haben«? Der Weg zum bewussten Konsum ist ein Auf und Ab, ein ständiges Verzichten und Dann-doch-wieder-Benutzen. Und das ist okay. Ich habe seit Sommer 2022 nichts in meinem Instagram-Feed gepostet, aber heute hat mich die Lust gepackt, alle Analogbilder, die ich letzten Sommer geschossen habe, über die nächsten Wochen hinweg zu veröffentlichen. Und sollte sich irgendwas an diesem Prozess nicht gut anfühlen, kann ich jederzeit wieder aufhören. Das ist das Schöne daran.

Wir können uns Social Media zu eigen machen, wenn wir unseren Gefühlen Gehör schenken und uns nicht nach den Regeln der Plattformen richten. Uns nicht von Likes, Kommentaren und Algorithmen beeinflussen lassen. Solange man eine gesunde Balance findet, hat man gewonnen. Und ich fühle mich endlich als Siegerin.

Dabei geht es gar nicht darum, perfekt zu sein, strikt zu sein und immer »das Richtige« zu tun. Es gibt auf Social Media keine Regeln. Wir selbst machen unsere eigenen Regeln – deswegen sollten wir sie an unserem Wohlbefinden festmachen. Dabei heißt es: gut mit sich selbst zu sein, die eigenen Stärken und Schwächen zu kennen und das richtige Mittelmaß zu finden. Und immer und immer wieder zu hinterfragen.

Genau da setzen wir auch bei unserer Arbeit mit Bewusst-Schein an. Obwohl wir noch ganz am Anfang stehen, konnten wir während unserer Workshops bereits mit ungefähr 600 Jugendlichen über ihren Social-Media-Konsum sprechen und so die nächste Generation ein bisschen besser auf das vorbereiten, was wir ganz ohne Hilfe durchmachen mussten. Und euch, hoffen wir, konnten wir mit diesem Buch dazu inspirieren, euch selbst ein Stück näherzukommen, eure eigenen Bedürfnisse und Ziele zu erkennen und darüber nachzudenken, *warum* ihr *was* auf Social Media macht.

Reflexion

Hier findest du noch mal Platz, um für dich selbst zu reflektieren, was du für dich aus diesem Buch mitgenommen hast.

Bitte seid euch stets einer Sache bewusst: Das echte (Zusammen-)Leben spielt sich abseits von sozialen Netzwerken ab. Denn am sozialsten ist es immer noch, Menschen wirklich zu sehen, zu riechen, zu spüren. Deswegen ist unser Rat: Holen wir das Soziale zurück in die Realität! Legen wir das Handy weg, wenn unsere Liebsten da sind, machen wir keine oder nur wenige Fotos von kleinen (und großen) Momenten, leben wir im Hier und Jetzt, statt mit den Gedanken in unserem Feed zu sein. Soziale Medien sind ein Werkzeug, das wir für viele gute Dinge nutzen können – aber wir dürfen uns nicht selbst zum Werkzeug der Plattformen machen lassen.

Was will ich von meinem Leben, und was will das Leben wohl von mir? Fragen, die gerade in unseren jungen Jahren beängstigend erscheinen. Aber glaubt mir: Mit dem Alter wird es nicht unbedingt besser, nur anders. Es ist eine schöne – und auch sehr privilegierte – Möglichkeit, sich auszumalen, wie das eigene Leben in der Zukunft aussehen soll. Früher wollte ich mit 25 Jahren heiraten und mein erstes Kind bekommen, jetzt, da ich tatsächlich 25 Jahre alt bin, ist mir das viel zu früh. Das Wundervolle ist: Ich kann frei entscheiden, mir erträumen, wie meine Zukunft sein soll. Oft merke ich allerdings, dass andere Menschen, wenn ich sie danach frage, sich nicht trauen, groß zu denken. Sie bleiben in ihrer Realität und in ihrer Komfortzone. Dann hilft die Frage: *Was würdest du tun, wenn du keine Angst hättest?*

Schreib es auf:

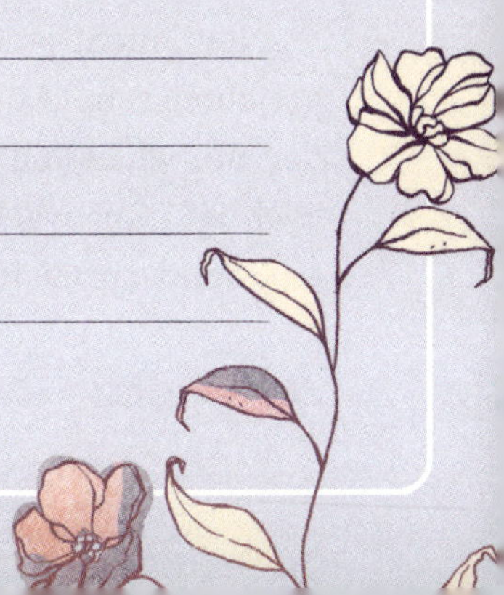

Wenn ich keine Angst vor Konsequenzen, Peinlichkeit, Geldsorgen oder Ähnlichem hätte, dann würde ich zuerst einmal der Person, in die ich verliebt bin, sagen, dass ich in sie verliebt bin. Und beruflich? Ich würde wahrscheinlich versuchen, als Schriftstellerin Fuß zu fassen, und darauf hinarbeiten, dass ich davon leben kann. Ich würde noch mehr Zeit in BewusstSchein stecken und alles darein investieren, dass der Verein wächst und der Social-Media-Führerschein weltweit Kindern und Jugendlichen helfen kann. Mit YouTube würde ich auch weitermachen, aber wahrscheinlich keine Kooperationen mit Marken mehr eingehen. Die Essenz: Ich will vom Leben, dass es angstfrei ist. Dass ich machen kann, wonach ich mich fühle, und dass ich meine Privilegien dazu nutze, Gutes zu tun und Gutes zu schaffen.

»Warum erzählst du von deinen Zukunftsträumen in einem Buch über Social Media, Nora?«, fragt ihr euch jetzt sicher. Nun, das, was wir uns erträumen, sollte sich in unserem Konsum widerspiegeln. Wieso? Ein Medium, mit dem wir uns stundenlang am Tag beschäftigen, dem wir unsere Aufmerksamkeit schenken, unsere Gedanken, unsere Gefühle – das sollte im besten Fall darauf abzielen, uns unseren Träumen näherzubringen. Indem wir Inspirierendes konsumieren, Wert auf die Menschen legen, denen wir folgen (und damit unsere Zeit investieren), authentische Inhalte produzieren und uns *bewusst* werden, dass jede Handlung auf Social Media die Kraft hat, unsere Zukunft mitzugestalten, gehen wir einen Schritt weiter in die Richtung unserer Träume.

Nein, nicht jede Benutzung von Social Media muss zielgerichtet sein. Aber stellen wir uns einen Feed zusammen, der uns glücklich macht, optimistisch stimmt und – ganz wichtig – uns wachsen lässt, werden wir nicht nur unterhalten, sondern auch positiv beeinflusst. »Wachsen lässt« soll heißen, dass wir dank unseres Feeds neue Dinge lernen, neue Perspektiven einnehmen, neue Menschen kennenlernen, aus unserer Komfortzone herauskommen und vieles mehr.

Welche Inhalte kannst du konsumieren, die auf deine Wunsch-Zukunft ausgelegt sind?

Und jetzt kommt der Plot Twist: Die Zukunft fängt im *Jetzt* an! Also das, was du jetzt an deinem Social-Media-Konsum änderst, hat eine direkte Auswirkung auf dein Leben. Du wirst es schnell merken, denn deine Gedanken werden auf einmal andere sein. Du wirst spüren, wie sehr die sozialen Medien dich in der Hand haben, aber auch ein Gefühl dafür entwickeln, dass du sie selbst steuern kannst. Probiere es aus, und du wirst sehen: Es gibt nichts Befreienderes!

Eine Woche nachdem ich diese Zeilen geschrieben habe, ist mir das beste Beispiel dafür selbst widerfahren. Nachdem ich eine Instagram-Story gepostet habe (für die ich viel zu lange gebraucht habe), wurde mir klar, dass die einzige Absicht dahinter war, dass eine bestimmte Person diese Story sieht. Ich ging schlafen: kein View dieser Person. Ich wachte auf: kein View. In der U-Bahn auf dem Weg zur Arbeit wurde mir dann bewusst, warum Instagram und ich uns einfach nicht mehr verstehen wollen. Eine Story zu posten, nur damit sie jemand sieht, und dann das eigene Glück daran festzumachen ist wie unbequeme Spitzenunterwäsche nur für einen Typen anziehen – es lohnt sich nicht.

Denn für mich sind Dinge wie diese, die ich nur für andere mache, nicht erfüllend. Im Gegenteil: Sie brennen mich aus. Instagram funktioniert aber so, dass man Dinge für die Aufmerksamkeit anderer tut. Viele Social-Media-Plattformen funktionieren so. Das zu begreifen war wichtig für mich. Denn in meinem Leben möchte ich nur das, was mich ehrlich glücklich macht. Mich für andere zu verstellen gehört nicht dazu. Morgen beginne ich noch mal eine dreimonatige Social-Media-Pause. Eine Pause, die sicherlich von vielen kleinen Rückfällen unterbrochen werden wird. On & Off.

Jetzt, am Ende des Buches habt ihr vielleicht einen neuen Blick auf euren eigenen Social-Media-Konsum. Aber egal, ob ihr mehr on oder off seid – wichtig ist, dass ihr euch immer bewusst seid, was die Zeit auf den sozialen Medien euch gibt. Macht sie euch glücklich, bringt sie euch näher zu den Menschen, denen ihr nah sein wollt? Das sind Fragen, die wir uns von Klick zu Klick, von Swipe zu Swipe stellen sollten. Die Social-Media-Welt entwickelt sich rasend. Und damit auch die Antwort auf diese Fragen. Andauernd gibt es neue Funktionen und Möglichkeiten, die unsere Nutzung verändern. Hört also in euch hinein und nehmt das Gelernte und die Reflexionsübungen aus diesem Buch mit in euren Alltag. Wir hoffen, wir konnten euch damit inspirieren, über eure Zeit auf und abseits Social Media nachzudenken – und bewusste Entscheidungen zu treffen. Ganz nach dem Motto: **Weniger am Handy, mehr sein.**

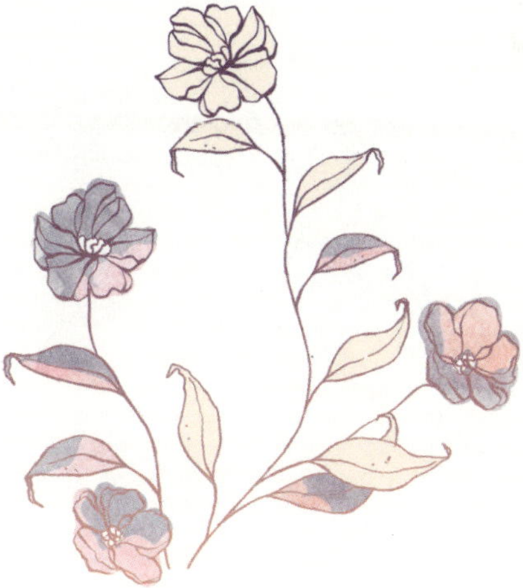

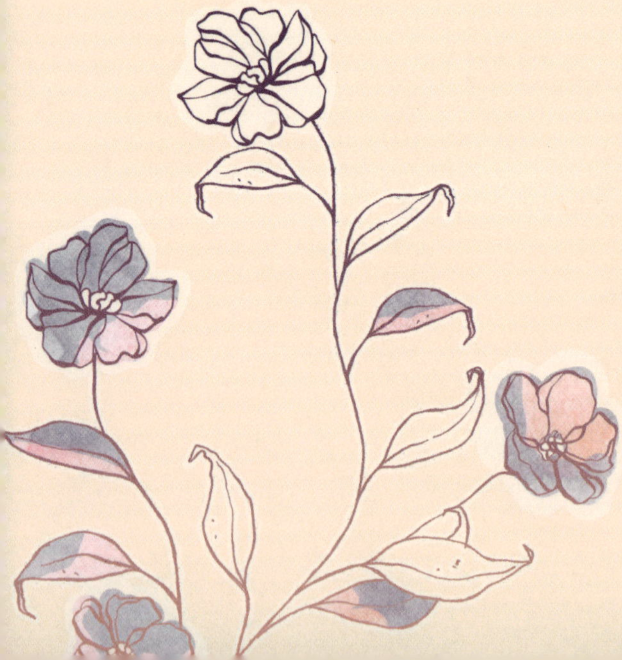

Danksagung

Das leise Verstummen des Klickens der Laptoptasten markiert den Schluss. Wir schreiben unsere letzten Zeilen. Mit einem Gefühl von Stolz und tiefer Dankbarkeit nähern wir uns dem Ende dieses Projekts und möchten all jenen danken, die uns den Weg zu unserem ersten Buch geebnet und uns unterstützt haben.

Ihr würdet nun nicht dieses Buch in der Hand halten, wenn Felix, Julia und das Team der Literarischen Agentur Kossack nicht an uns geglaubt hätten. Sie haben unsere Vision erfasst und nicht nur dabei geholfen, die ersten Seiten zu Papier zu bringen, sondern auch einen Verlag für uns begeistert.

LYX und besonders unsere wunderbare Lektorin Sarah haben das Potenzial unserer Buchidee erkannt und uns beflügelt. Ohne ihre Anmerkungen, Nachfragen, Kreativität und herzlichen Worte wäre das Buch nicht das, was es jetzt ist. Wir können dir nicht genug danken, dass du diesen Weg gemeinsam mit uns beschritten hast.

An dieser Stelle möchten wir auch unserem Team von BewusstSchein e.V. unsere Dankbarkeit aussprechen. Jede:r Einzelne von euch hat durch ihre:seine Gedanken, Arbeit und Art unsere Einstellung zu Social Media geprägt, und dieser Einfluss spiegelt sich in unseren Zeilen wider. Die Verwirklichung der Idee des Social-Media-Führerscheins hat uns den Mut gegeben, es auch mit einem Buch zu versuchen.

Doch was wäre ein Buch ohne die Menschen, die es lesen? Vielen Dank, dass ihr *On & Off* eure Zeit geschenkt und uns auf unserer Reise durch die sozialen Medien begleitet habt. Gemeinsam mit euch haben wir eine Welt erschaffen, in der wir miteinander in Verbindung treten können – ähnlich wie auf Social Media. Teilt also gern eure Gedanken, Ideen und Erfahrungen zu diesem Buch mit uns.

Zu guter Letzt gilt unser größter Dank Konstantin. Hätte er eines Abends nicht seinem Freund, der zufällig ein Praktikum bei unserer späteren Literaturagentur absolvierte, von unserer Arbeit bei BewusstSchein erzählt, wäre dieses Buch niemals entstanden. Danke, dass du an uns geglaubt hast, als wir noch gar nicht ahnten, wie groß wir träumen können.

Glossar

ALGORITHMUS

Ganz allgemein gefasst ist ein Algorithmus eine Reihe von Handlungsanweisungen, die Schritt für Schritt ausgeführt werden, um eine Aufgabe zu erfüllen. In den sozialen Medien bestimmt er, welche Beiträge angezeigt werden, und zwar basierend auf Faktoren wie Interessen, Verhalten und Aktivität des Nutzenden. Wenn dieser zum Beispiel Rezeptvideos anschaut, sorgt der Algorithmus dafür, dass noch mehr Essensinhalte und ähnliche Beiträge wie Restaurantempfehlungen angezeigt werden.

DIREKTNACHRICHTEN

Mit den »Direct Messages« (oft **DMs** genannt) können Nutzer:innen sich gegenseitig private Nachrichten senden. Hier können vertrauliche Gespräche geführt, Inhalte geteilt oder neue Kontakte hergestellt werden.

ENTDECKEN-MODUS

Im Entdecken-Modus finden User:innen neue Inhalte und Profile, die ihren Interessen entsprechen könnten, auch wenn sie den Accounts nicht folgen. Dieser Modus basiert auf einem Algorithmus, der errechnet, welche Beiträge für sie besonders relevant sein könnten. Ein bekanntes Beispiel dafür ist die **For You Page** auf TikTok, die für ihren ausgeklügelten Algorithmus bekannt ist und Empfehlungen bieten soll, die genau auf die Interessen der Nutzer:innen zugeschnitten sind.

FEED

Der Feed ist die Seite einer Social-Media-Plattform, auf der du die Beiträge der Nutzer:innen siehst, denen du folgst. Oft wird die Reihenfolge der Inhalte in deinem Feed von dem Algorithmus der Plattform bestimmt.

KURZVIDEOS

Kurzvideos sind eine Form von digitalen Beiträgen auf Social-Media-Plattformen wie Instagram (hier bekannt als Reels), TikTok und YouTube (hier bekannt als Shorts), die in der Regel eine maximale Länge von 15 bis 60 Sekunden haben und somit schnell konsumierbar sind.

LET'S PLAYS

In Let's Plays filmt sich eine Person dabei, wie sie ein Videospiel spielt, und äußert zugleich ihre Erfahrungen und Reaktionen dazu in einem Video oder Livestream.

LIVESTREAMS

Im Livestream können Video- oder Audioinhalte in Echtzeit geteilt werden. Zuschauer:innen haben die Möglichkeit, durch Kommentare direkt mit der Person im Livestream zu interagieren. Aufgrund dessen schaffen sie eine direktere Verbindung zwischen dem:der Streamer:in und den Zuschauer:innen.

STORY

Eine Story ist ein Feature der sozialen Medien, das es Nutzer:innen ermöglicht, Bilder, Videos oder Texte zu teilen, die nach 24 Stunden automatisch verschwinden. Storys bieten die Möglichkeit, Momente aus dem Alltag auf spontane und ungezwungene Weise zu posten. Sie wurden 2013 von Snapchat eingeführt und sind seitdem von vielen anderen Plattformen übernommen worden. Auf manchen Plattformen können die Stories darüber hinaus länger in den sogenannten Highlights gespeichert werden.

STREAK

Die Flammen-Streak ist eine Funktion auf Snapchat, die angibt, wie viele Tage in Folge der:die Nutzer:in und seine:ihre Freund:innen sich gegenseitig Snaps (Bilder oder Videos, die nach einmaligem Ansehen verschwinden) senden. Nur wenn beide innerhalb von 24 Stunden einen Snap schicken, brennt die Flamme weiter und die Anzahl der Tage wird neben dem Nutzernamen angezeigt. Wenn man es vergisst, erlischt die Streak und sie müssen von vorn beginnen.

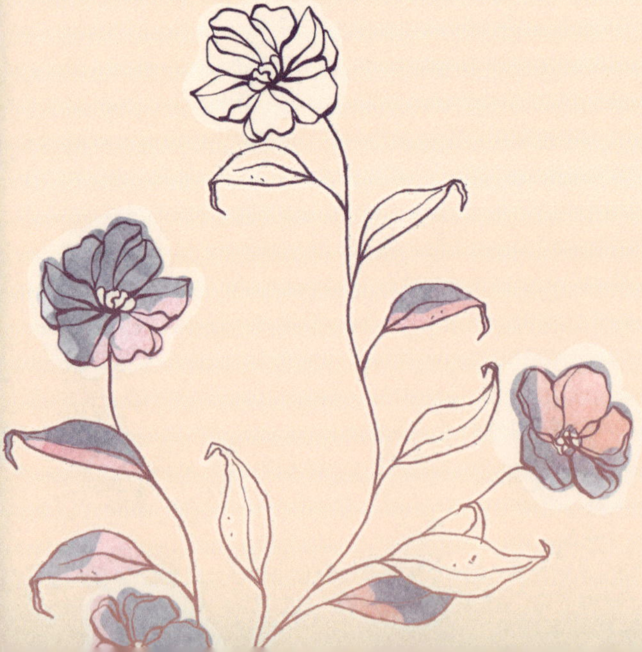

Quellen- und Literaturverzeichnis

Alicja Brodowicz. (o. D.). Abgerufen am 6. Juni 2023, von http://alicjabrodowicz.com.

Amnesty International. (2017). *Youtube DataViewer*. Abgerufen am 7. Juni 2023, von https://citizenevidence.amnestyusa.org

Badelt, U. (2013, 29. November). *Digitale Bilder: Warum wir immer und überall Fotos machen müssen*. Tagesspiegel. Abgerufen am 6. Juni 2023, von https://www.tagesspiegel.de/gesellschaft/medien-_-ki/warum-wir-immer-und-uberall-fotos-machen-mussen-4615825.html

Becker, P. (2022, 15. November). *Limbic Map: Das Emotions- und Motivstrukturmodell erklärt*. HubSpot. Abgerufen am 7. Juni 2023, von https://blog.hubspot.de/marketing/limbic-map

Bielawa, H., Knödler, J., Pauly, M. & Rainer, A. (2021, 20. Dezember). *So tickt der TikTok-Algorithmus*. DER SPIEGEL. Abgerufen am 6. Juni 2023, von https://www.spiegel.de/netzwelt/tiktok-so-funktioniert-der-empfehlungsalgorithmus-a-f4766a75-b4fc-47b8-b375-cd97ecd24e19

Boers, E., Afzali, M. H., Newton, N. C. & Conrod, P. J. (2019, 1. September). Association of Screen Time and Depression in Adolescence. *JAMA Pediatrics*, 173(9), 853-859.

Bundesnetzagentur für Elektrizität, Gas, Telekommunikation, Post und Eisenbahnen. (2022, Januar). *Nutzung von Online-Kommunikationsdiensten in Deutschland: Ergebnisse der Verbraucherbefragung 2021*. Bundesnetzagentur.de. Abgerufen am 6. Juni 2023, von https://www.heise.de/downloads/18/3/2/6/4/6/0/9/befragung_lang21.pdf

Bundeszentrale für politische Bildung. (2022, 24. November). *Filterblase*. bpb.de. Abgerufen am 7. Juni 2023, von https://www.bpb.de/kurz-knapp/lexika/lexikon-in-einfacher-sprache/303050/filterblase

Clear, J. M. (2018). *Atomic Habits: An Easy & Proven Way to Build Good Habits & Break Bad Ones*. Avery.

Coursera. (o. D.). *The Science of Well-Being*. coursera.org. Abgerufen am

6. Juni 2023, von https://www.coursera.org/learn/the-science-of-well-being#syllabus
DAK-Gesundheit. (o. D.). *DAK-Gesundheit: Onlinesucht-Studie.* DAK.de. Abgerufen am 6. Juni 2023, von https://www.dak.de/dak/bundesthemen/onlinesucht-studie-2106298.html
Decker, A. (2019). *Der Social-Media-Zyklus.* Springer Gabler.
Decker, H. & Bernau, P. (2018, 21. März). *Cambridge Analytica: Die wichtigsten Antworten zum Facebook-Skandal.* FAZ.NET. Abgerufen am 7. Juni 2023, von https://www.faz.net/aktuell/wirtschaft/digitec/fragen-und-antworten-zu-facebook-und-cambridge-analytica-15505321.html
DER SPIEGEL. (2023, 19. Mai). *Geldstrafe von 10.000 Dollar: Montana verbietet als erster US-Bundestaat TikTok.* Spiegel.de. Abgerufen am 7. Juni 2023, von https://www.spiegel.de/netzwelt/montana-verbietet-als-erster-us-bundestaat-tiktok-a-9f57f187-eaed-4221-b366-8c038c2712e7
DLR_next. (o. D.). *Wenn die Uhr an Bord langsamer geht …* dlr.de. Abgerufen am 7. Juni 2023, von https://www.dlr.de/next/desktopdefault.aspx/tabid-6509/10705_read-24126
Dobelli, R. (2011). *Die Kunst des klaren Denkens.* Hanser.
Eichler, R. (2022, 6. September). *TikTok gehackt: Über 2 Milliarden Datensätze gestohlen.* Onlinehändler-News. Abgerufen am 7. Juni 2023, von https://www.onlinehaendler-news.de/digital-tech/cyberkriminalitaet/136918-tiktok-gehackt-2-milliarden-datensaetze-gestohlen
Eyal, N. (2014). *Hooked: How to Build Habit-Forming Products.* Portfolio Penguin.
Frankfurter Allgemeine Zeitung. (2015, 18. Dezember). *Parlament beschließt Gesetz: Frankreich verbannt Mager-Models vom Laufsteg.* FAZ.NET. Abgerufen am 6. Juni 2023, von https://www.faz.net/aktuell/stil/mode-design/frankreich-beschliesst-gesetz-gegen-mager-models-13972807.html
Friedrich, G. (2022, 11. Februar). *Datenanalyse: Deutsche über drei Stunden täglich am Smartphone.* heise online. Abgerufen am 7. Juni 2023, von https://www.heise.de/news/Datenanalyse-Deutsche-ueber-drei-Stunden-taeglich-am-Smartphone-6369952.html
Gelowicz, S. (2023, 3. Mai). *»Pretty Privilege«: Wie Attraktivität im Job & beim Gehalt hilft.* WirtschaftsWoche. Abgerufen am 6. Juni 2023, von https://www.wiwo.de/erfolg/trends/attraktivitaet-wer-die-privilegien-der-schoenheit-nicht-geniessen-kann-erfaehrt-nachteile/28368322.html

Georg Büchner – Leonce und Lena. (2001). Ideenbörse Deutsch Sekundarstufe II, 15(12). Olzog Verlag GmbH.

Handelsblatt. (2023, 23. März). *FBI-Chef warnt vor TikTok: China könnte mit App massenhaft Daten überwachen.* handelsblatt.de. Abgerufen am 7. Juni 2023, von https://www.handelsblatt.com/politik/international/datenschutz-fbi-chef-warnt-vor-tiktok-china-koennte-mit-app-massenhaft-daten-ueberwachen/29025658.html

Henkel, L. A. (2014, 1. Februar). *Point-and-Shoot Memories.* Psychological Science, SAGE Publishing. Abgerufen am 6. Juni 2023, von https://doi.org/10.1177/0956797613504438

Herrmann, S. (2014, 4. Juli). *Psychologie – Lieber Stromstöße als Nachdenken,* Süddeutsche Zeitung. Abgerufen am 6. Juni 2023 von https://www.sueddeutsche.de/wissen/psychologie-lieber-stroemschlaege-als-nichtstun-1.2029363

Herz, M. (2017). Frage an Frans – »Warum bewegt und belohnt uns Dopamin?«. *Physiopraxis,* 15(03), 48. Georg Thieme Verlag.

Höfel, L. (2005, 11. November). *Wahrnehmungspsychologie: Die Schönheitsformel.* Spektrum Verlag. Abgerufen am 6. Juni 2023, von https://www.spektrum.de/news/wie-berechnet-man-schoenheit/793179

Höflinger, L. (2016, 8. Juli). *Macht das Internet einsam?.* Spiegel.de. Abgerufen am 7. Juni 2023, von https://www.spiegel.de/spiegel/foerdert-das-internet-soziale-kontakte-oder-macht-es-einsam-a-1101662.html

Hölig, S., Hasebrink, U. & Behre, J. (2020). *Reuters Institute Digital News Report 2020: Ergebnisse für Deutschland.* Arbeitspapiere des Hans-Bredow-Instituts. Abgerufen am 7. Juni 2023, von https://www.hans-bredow-institut.de/uploads/media/default/cms/media/66q2yde_AP50_RIDNR20_Deutschland.pdf

Hotel Matze. (2023, 1. Februar). *Nina Chuba – Wofür willst du stehen?* [Video]. YouTube. https://www.youtube.com/watch?v=ZeOiGt3K4uI

Hunt, E. (2019, 23. Januar). *Faking it: how selfie dysmorphia is driving people to seek surgery.* The Guardian. Abgerufen am 6. Juni 2023, von https://www.theguardian.com/lifeandstyle/2019/jan/23/faking-it-how-selfie-dysmorphia-is-driving-people-to-seek-surgery

Hurtz, S. (2021, 8. Dezember). *Studie: Wie Instagram den Weg in die Magersucht weisen kann.* Süddeutsche Zeitung. Abgerufen am 6. Juni 2023, von https://www.sueddeutsche.de/wirtschaft/instagram-magersucht-essstoerungen-teenager-1.5482884

Koch, R. (2015). *Das 80/20-Prinzip. Mehr Erfolg mit weniger Aufwand.* Campus Verlag.

Koch, W. (2022, Oktober). Ergebnisse der ARD/ZDF-Onlinestudie 2022: Reichweiten von Social-Media-Plattformen und Messengern. *Media Perspektiven*, 10, 471-478.

KP (2021, 30. November). *Marketingpsychologie – Grundlagen und Tipps.* Students for Students. Abgerufen am 6. Juni 2023, von https://students-for-students.de/marketingpsychologie

Kumar, A., Killingsworth, M. A. & Gilovich, T. (2014). Waiting for Merlot: Anticipatory Consumption of Experiential and Material Purchases. *Psychological Science*, 25 (10).

L., Réka (o. D.) *Macht Kommunikation im Netz einsam? Ein Essay von Réka L. (10b).* Maxe-Online. Abgerufen am 7. Juni 2023, von https://maxe-online.de/wp-content/uploads/2021/02/Essay_Reka.pdf

Mainzer Medieninstitut. (o. D.). *Facebook: Datenmissbrauch um Cambridge Analytica.* mainzer-medieninstitut.de. Abgerufen am 7. Juni 2023, von https://www.mainzer-medieninstitut.de/facebook-datenmissbrauch-um-cambridge-analytica

Markowetz, A. (2015). *Digitaler Burnout: Warum unsere permanente Smartphone-Nutzung gefährlich ist*, Droemer.

Martin, A. (2005). *Eskalierendes Commitment.* (Schriften aus dem Institut für Mittelstandsforschung; Nr. 29). Universität Lüneburg.

Mediendiversität. (o. D.). *10 Schritte zu besseren Rundfunkräten.* mediendiversitaet.de. Abgerufen am 7. Juni 2023, von https://mediendiversitaet.de/vielfalt-in-rundfunkraeten/10-schritte-zu-besseren-rundfunkraeten

Morozov, E. (2013). *Smarte neue Welt: Digitale Technik und die Freiheit des Menschen.* Karl Blessing Verlag.

Nistor, C. (2022, 20. August). *TikTok found to be monitoring all keyboard inputs and taps on iOS.* Notebookcheck. Abgerufen am 7. Juni 2023, von https://www.notebookcheck.net/TikTok-is-monitoring-all-keyboard-inputs-and-taps-on-iOS.641707.0.html

one sec. (o. D.). Abgerufen am 6. Juni 2023, von www.one-sec.app

Orlowski, J. (Regisseur). (2020) *Das Dilemma mit den sozialen Medien.* [Dokumentarfilm]. Netflix Original.

Pellikka, H. (2014). *Gamification in Social Media* (Masterarbeit). University of Oulu.

Piétron, D. (2019). *Digitale Souveränität durch Interoperabilität: zur Möglichkeit dezentraler sozialer Netzwerke in der Plattformökonomie.* WISO Direkt, 24.

Powell, O. (2022, 29. November). *Meta fined US$275 million following* *enquiry into April 2021 data leak.* Cyber Security Hub. Abgerufen am 7. Juni 2023, von https://www.cshub.com/data/news/meta-fined-us275-million-following-enquiry-into-april-2021-data-leak

Priebe, A. (2016, 3. Juni). *Neurowissenschaften: Warum Instagram-Likes die neue Schokolade werden könnten.* OnlineMarketing.de. Abgerufen am 7. Juni 2023, von https://onlinemarketing.de/social-media-marketing/neurowissenschaften-instagram-likes-schokolade

Raumzeit – Vlog der Zukunft. (2020, 13. Dezember). *Was ist Zeit? Die Frage nach dem freien Willen.* [Video]. YouTube. Abgerufen am 7. Juni 2023, von https://www.youtube.com/watch?v=nBq9IHjI3N4

Robert Bosch Stiftung. (o. D.). *Jugendliche nutzen YouTube als Bildungs- und Kulturort.* bosch-stiftung.de. Abgerufen am 7. Juni 2023, von https://www.bosch-stiftung.de/de/presse/2019/06/jugendliche-nutzen-youtube-als-bildungs-und-kulturort

Rodríguez, E. M. (2023, 9. April). *Warum es gut ist, sich manchmal zu langweilen.* Gedankenwelt. Abgerufen am 6. Juni 2023, von https://gedankenwelt.de/warum-es-gut-ist-sich-manchmal-zu-langweilen

Rohner, N. (2017, 6. Juli). *Fear Of Missing Out: Woher diese Angst kommt und wie wir sie besiegen können.* WirtschaftsWoche. Abgerufen am 6. Juni 2023, von https://www.wiwo.de/erfolg/fear-of-missing-out-woher-diese-angst-kommt-und-%20wie-wir-sie-besiegen-koennen/20020716.html

Savolainen, I., Oksanen, A., Kaakinen, M., Sirola, A. & Paek, H. (2020, 2. Januar). The Role of Perceived Loneliness in Youth Addictive Behaviors: Cross-National Survey Study. *JMIR Ment Health*, 7(1).

Schäfer, S. (2014, 26. August). *Warum vergeht die Zeit im Laufe des Lebens immer schneller?.* ZEIT ONLINE. Abgerufen am 6. Juni 2023, von https://www.zeit.de/zeit-wissen/2014/05/zeit-wahrnehmung-verlangsamung

Schneier, B. (2015, 17. Mai). H*ow we sold our souls – and more – to the internet giants.* The Guardian. Abgerufen am 6. Juni 2023, von https://www.theguardian.com/technology/2015/may/17/sold-our-souls-and-more-to-internet-giants-privacy-surveillance-bruce-schneier

Schultz, W., Dayan, P. & Montague, P. R. (1997). A Neural Substrate of Prediction and Reward. *Science*, 275(5306), 1593-1599.

Schulz, M. (2014, 2. Januar). *Mach mal ein Foto!.* ZEIT ONLINE. Abgerufen am 6. Juni 2023, von https://www.zeit.de/zeit-wissen/2014/01/fotografie-manipulation-zeitgeschichte?utm_referrer=https%3A%2F%2Fwww.google.com

Sherman, L. E., Payton, A. A., Hernandez, L. M., Greenfield, P. M. & Dapretto, M. (2016, 31. Mai). The Power of the Like in Adolescence. *Association for Psychological Science*, 27(7).

Singh, M. (2020, 30. Oktober). *WhatsApp is now delivering roughly 100 billion messages a day*. TechCrunch. Abgerufen am 6. Juni 2023, von https://techcrunch.com/2020/10/29/whatsapp-is-now-delivering-roughly-100-billion-messages-a-day

Snapchat Support. (o. D.). *Wann löscht Snapchat Snaps und Chats?* Snapchat.de. Abgerufen am 6. Juni 2023, von https://help.snapchat.com/hc/de/articles/7012334940948?lang=de-DE

Spektrum Verlag. (o. D.). *Lexikon der Psychologie: Soziale Vergleichsprozesse*. Spektrum.de. Abgerufen am 6. Juni 2023, von https://www.spektrum.de/lexikon/psychologie/soziale-vergleichsprozesse/14538

Statista Research Department. (2023, 15. März). *Beliebteste Messenger in Deutschland 2022*. Statista.com. Abgerufen am 6. Juni 2023, von https://de.statista.com/prognosen/999735/deutschland-beliebteste-messenger#:~:text=Wir%20haben%20deutsche%20Konsument%3Ainnen,des%20Rankings%20zu%20finden%20ist

Statista Research Department. (2023, 5. Mai). *Meta – Umsatz und Nettoergebnis weltweit 2022*. Statista.com. Abgerufen am 6. Juni 2023, von https://de.statista.com/statistik/daten/studie/217061/umfrage/umsatz-gewinn-von-facebook-weltweit

Statista Research Department. (2023, 17. Mai). *Tumblr – Anzahl der Blogs weltweit 2022*. Statista.com. Abgerufen am 6. Juni 2023, von https://de.statista.com/statistik/daten/studie/273850/umfrage/anzahl-der-blogs-auf-tumblr-weltweit/#:~:text=In%20Deutschland%20wurde%20Tumblr%20von,t%C3%A4glich%20aktive%20Nutzer%20in%20Deutschland

The Batch. (2022, 15. Dezember). *Leaked Info Reveals How TikTok's Algorithm Works*. DeepLearning.AI. Abgerufen am 6. Juni 2023, von https://www.deeplearning.ai/the-batch/what-makes-tiktok-tick

Tillessen, C. (2020). *Konsum – Warum wir kaufen, was wir nicht brauchen*. HarperCollins.

Twitch. (o. D.). Abgerufen am 6. Juni 2023, von https://www.twitch.tv/bits

Uhrig, S. (2022, 7. Februar). *Langeweile: Mehr als nur das Fehlen einer Beschäftigung*. Quarks. Abgerufen am 6. Juni 2023, von https://www.quarks.de/gesellschaft/psychologie/langeweile-mehr-als-nur-das-fehlen-einer-beschaeftigung

VDÄPC. (2022). *Behandlungsstatistik 2022: Mitgliederbefragung*. vdaepc.

de. Abgerufen am 6. Juni 2023, von https://vdaepc.de/wp-content/uploads/2022/05/190522_VDA%CC%88PC_Behandlungsstatistik_2022_final.pdf

Voit, N. (2021, 3. Januar). *Instagram: Gefiltert sind wir alle gleich.* ZEIT ONLINE. Abgerufen am 6. Juni 2023, von https://www.zeit.de/campus/2020-12/instagram-beauty-filter-schoenheitsideal-selbstbild-diversitaet-psychologie/seite-2

Wille, A. (2019, 17. Januar). *So beeinflusst das Smartphone deine Produktivität.* Quarks. Abgerufen am 7. Juni 2023, von https://www.quarks.de/technik/digitalisierung/so-beeinflusst-das-smartphone-unsere-produktivitaet

Wilson, T. D., Reinhard, D. A., Westgate, E. C., Gilbert, D. T., Ellerbeck, N., Hahn, C., Brown, C. L. & Shaked, A. (2014, 4. Juli). Just think: The challenges of the disengaged mind. *Science*, 345(6192), 75-77.

WirtschaftsWoche. (o. D.). *21 Fakten über Instagram 2021.* wiwo.de. Abgerufen am 6. Juni 2023, von https://blog.wiwo.de/look-at-it/files/2021/01/Instagram2021IG.jpg

Wittmann, M. (2014, 22. September). *Wahrnehmung: Wie entsteht unser Gefühl für die Zeit?* Spektrum Verlag. Abgerufen am 7. Juni 2023, von https://www.spektrum.de/news/wie-unser-gefuehl-fuer-die-zeit-entsteht/1309744

Zadrozny, B. (2021, 26. Oktober). *What Facebook knew about how it radicalized users.* NBC News. Abgerufen am 6. Juni 2023, von https://www.nbcnews.com/tech/tech-news/facebook-knew-radicalized-users-rcna3581

Triggerwarnung:

Dieses Buch enthält Elemente, die potenziell triggern können. Falls du auf diese Themen sensibel reagierst, überspringe diese Kapitel lieber:

- *Ungesunde Freundesgruppen:* Essstörung, Suchtverhalten und psychische Gewalt
- *Körperwahrnehmung:* Bodyshaming
- *Miteinander:* (Cyber-)Mobbing, Selbstverletzung

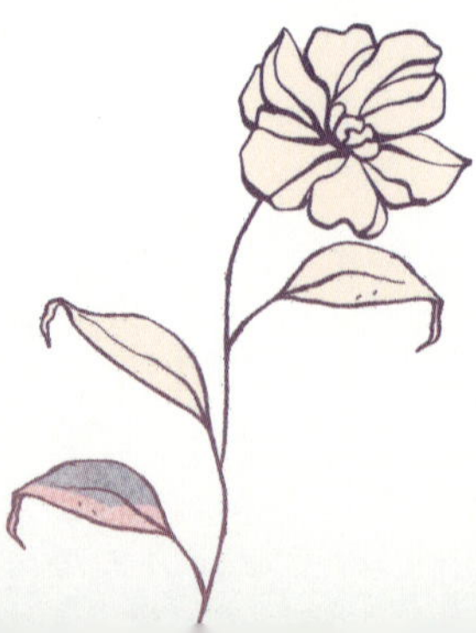

Kostenfreie und anonyme Hilfsangebote:

- Nummer gegen Kummer: Kinder- und Jugendtelefon unter 116 111 (kostenfrei) und/oder Onlineberatung (www.nummergegenkummer.de)
- Patientenservice: 116 117 (kostenfrei); vermitteln innerhalb von maximal fünf Wochen einen Ersttermin bei einem Psychotherapeuten
- Krisenchat: rund um die Uhr Krisenberatung per Chat für alle unter 25 Jahren (www.krisenchat.de)
- Telefonseelsorge: 0800 111 0 111 (kostenfrei)
- Beratungstelefon der Deutschen Depressionshilfe: 0800 33 44 533 (kostenfrei)

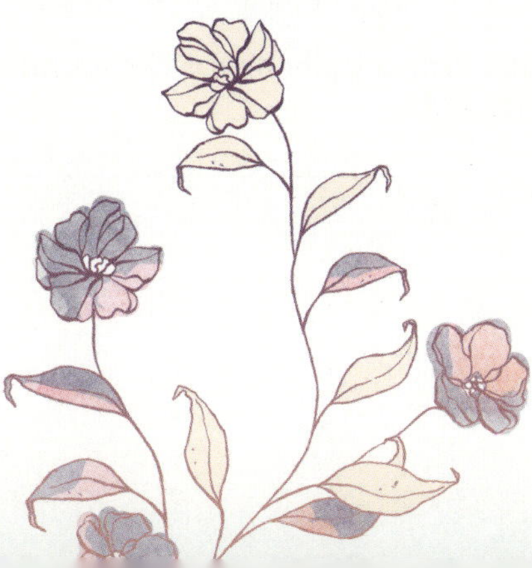

Du bist genau richtig, so, wie du bist!

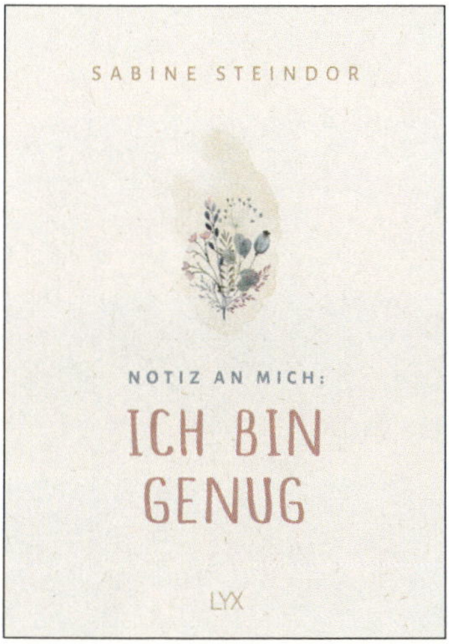

Sabine Steindor
NOTIZ AN MICH:
ICH BIN GENUG

304 Seiten
ISBN 978-3-7363-1774-1

Hast du manchmal das Gefühl, dass dieser Satz nicht stimmt? Vergisst du im stressigen Alltag fürsorglich und liebevoll mit dir selbst umzugehen? Dann ist dieses Buch für dich. Es unterstützt dich dabei, dich selbst kennen- und akzeptieren zu lernen. Es möchte dir helfen, achtsam mit Herausforderungen umzugehen und auch die kleinen Erfolge im Leben zu feiern. Denn jede:r von uns wächst in einem eigenen Tempo und blüht zu einer anderen Zeit, aber jede:r hat es verdient, ein Leben voller Glück zu führen.

»Ein Buch, das zu mehr Empathie mit sich selbst aufruft und bei dem sich jede Seite wie eine Umarmung anfühlt.« *LISA SOPHIE LAURENT*

LYX